HÄMATOLOGIE

ISBN 3-929915-05-6

Karl Heinz Herzog
Karolinenstr. 38
90 763 Fürth/Bay.
Fax: 0911/ 77 67 94

Vorwort

Endlich ist auch von diesem Band die Neuauflage erhältlich.

Momentan habe ich mich bis auf zwei vergriffene Titel hinaufgearbeitet. Ich hoffe, daß ich bald die letzten zwei Titel als "wieder lieferbar" melden kann.
Die Einweihung unserer Schule haben wir auch schon hinter uns, die letzten Arbeiten werden wir in diesem Jahr beenden und wenn alles gut geht, wird es heuer noch ein Programm geben. Die "Verdauungsorgane KLINIK" sind auch schon im Handel, bis Sie dieses Buch in Händen halten. Was sich hier preislich für die Zukunft tut wissen wir noch nicht, aber die Steigerung der Seitenzahl macht sich preislich doch ganz anständig bemerkbar. Die 29.80 waren halt bis 300 Seiten konzipiert und da sind wir jetzt bei einigen Titeln jenseits dieser Schallmauer. Wir haben das zwar bisher durch höhere Auflagen und einen neuen Drucker abgefangen, aber allmählich wird es eng.
Unser Rat also, greifen Sie zu, die dicken Brummer kosten irgendwann einmal mehr (*so um die 34,90*).
Zugreifen sollten Sie auch bei unseren Kursen, teilweise haben wir schon Anmeldungen für die Herbstkurse 95.

Bevor es jetzt für mich weitergeht, noch einige ganz persönliche Worte:

Wir möchten uns an dieser Stelle noch einmal ganz herzlich bei den Freunden der Schule und des Verlags bedanken, für die Harmonie und die gute Laune, die unsere Schuleinweihung so schön werden ließen. Ihr habt uns ein wunderschönes Fest geschenkt und wir hoffen euch mit unserer Arbeit etwas davon zurückgeben zu können.

Fürth, im November 94.

P. Rommelfanger
K. Herzog

Therapie, Therapiehinweise, Tips für die Praxis.

schlechte Prognose

gute Prognose

Hinweise, Tips oder auch wichtiges für die Prüfung was nirgendwo steht aber schon nützlich war.

Wiederum Hinweise (*Sie sehen, das taucht öfter auf*), diesmal eher technische Hinweise, Querverweise auf andere Themen oder Fragen, bzw. auch ... daraus folgt, ... das führt zu ...

Komplikationen, auch **ACHTUNG!** oder Vorzeichen für ernstere Zwischenfälle.

● Aufzählungen, wichtige Punkte (die z. T. auch schon wörtlich so gefordert wurden!)

○ ebenfalls Aufzählungen, aber thematisch untergeordnet (im Sinne der Frage)

Neu im Verein: Beschwerden des Patienten, Anamnese.

Labor; Befunde.

klinische Erscheinungen.

bei diesem Symbol sollte Ihnen ein Licht aufgehen. Meist handelt es sich um pathophysiologische Fakten.

hier sollten Sie nachsehen bei ...

ganz besonders wichtig für Sie: **BEHANDLUNGSVERBOT !!**

§§ das gehört ebenfalls zur ... **GESETZESKUNDE !!**

Zu guter letzt noch ein ➠ für den Index, der auch zum Lernen gedacht ist. Die fetten Zahlen sind Fragen, in denen das Stichwort verlangt wird, normal gedruckte Zahlen verweisen auf einen Kommentar.

1) Welche Aussage/n ist/sind richtig?

a) Der pH-Wert des Blutes beträgt 7,3.
b) Venenblut hat immer einen niedrigeren pH-Wert als arterielles Blut.
c) Eine organische Säure ist z. B. Lactat.
d) Der pH-Wert wird hauptsächlich durch die Konzentration des extrazellulären Natriumions bestimmt.
e) Im Extrazellularraum wird der pH-Wert durch den Kohlensäurepuffer konstant gehalten.

A) Alle Aussagen sind richtig.
B) Nur Aussagen b und d sind richtig.
C) Nur Aussagen c und e sind richtig.
D) Nur Aussagen a, b und e sind richtig.
E) Nur Aussagen a ist richtig.

Antwort:

☒ Lösung C.

Der **PH-WERT** ist der negative dekadische Logarithmus der Wasserstoffionenkonzentration.

$$pH = - \log [H^+]$$

☞ Für die, die in Chemie gefehlt haben: in einem Topf mit normalem, neutralem (*nicht saurem oder basischen*) Wasser, befinden sich einige wenige Wasserstoffionen

$[H^+] = 10^{-7}$ Mol (*chemische Mengeneinheit*) / Liter Wasser.

➡ **DER PH-WERT EINER NEUTRALEN FLÜSSIGKEIT IST SOMIT 7.**

In einer **SÄURE** befinden sich viele Wasserstoffionen; sie haben beispielsweise eine Konzentration von

10^{-1} Mol pro Liter Säure. (*10^{-1} ist mehr als 10^{-7}*!)

➡ Deshalb ist der **PH-WERT VON SÄUREN NIEDRIGER** als der von neutralen Flüssigkeiten.

In **BASISCHEN FLÜSSIGKEITEN** (*Laugen*) befinden sich noch weniger Wasserstoffionen

(*z. B. 10^{-14} Mol pro Liter Flüssigkeit*);

➡ der **PH-WERT VON LAUGEN IST HÖHER** als der von neutralen Flüssigkeiten.

ⓐ Der **PH-WERT IM BLUT** wird in engen Grenzen konstant gehalten:

DER NORMALE BLUT-PH SCHWANKT ZWISCHEN 7,37 UND 7,43;

➡ er ist also leicht basisch.

☠ Wenn der pH-Wert mehr schwanken würde, würden eine Vielzahl von Störungen resultieren: es träten Störungen ...

- des Knochenstoffwechsels auf,
- des Sauerstofftransports,
- der Membranstabilität etc.

ⓒ Im Stoffwechsel der Zelle entsteht als Abbau- und Endprodukt bei den meisten biochemischen Reaktionen am Ende eine **SÄURE**.

☞ Ein Beispiel dafür ist **LACTAT**, die Milchsäure.

Sie entsteht besonders im Muskelstoffwechsel bei der **ANAEROBEN GLYKOLYSE**. Hierbei wird Zucker (*Glucose*) quasi vergoren. Das Lactat wird ins venöse Blut abgegeben und von der Leber weiterverarbeitet.

ⓔ Nun, jetzt müßte man eigentlich im venösen System einen anderen pH-Wert erwarten als im arteriellen System.
Im Extrazellularraum (*dem Raum außerhalb der Zelle*) gibt es jedoch **PUFFERSYSTEME**; dasjenige, das Sie kennen sollten ist der **KOHLENSÄUREPUFFER**. Dieses Puffersystem fängt die Wasserstoffionen, der im Stoffwechsel entstehenden Säuren ab, so daß es **NICHT** zu einer pH-Verschiebung kommt.

☞ Wenn man **KOHLENDIOXID** (*stammt z. B. aus dem Glucoseabbau*) in Wasser einleitet, löst sich ein Teil des Kohlendioxids im Wasser, der andere Teil verbindet sich mit Wasser zu **KOHLENSÄURE**. Zwischen der Konzentration der Kohlensäure und der Menge des gelösten Kohlendioxids besteht eine konstante Mengenbeziehung:

Das Verhältnis von Kohlendioxid zu Kohlensäure bleibt immer **KONSTANT**.

Wenn man zu dieser Lösung beispielsweise zusätzlich mehr Kohlensäure dazugeben würde, würde aus der Lösung mehr Kohlendioxid abgegeben werden.

Die Kohlensäure kann im Wasser aber auch noch dissoziieren: sie kann in ein

- **WASSERSTOFFION** (H^+) und das sog.
- **BIKARBONATION** (HCO_3^-)zerfallen.

Die chemische Gleichung für den gesamten Vorgang würde dann so aussehen:

$$CO_2 + H_2O \longleftrightarrow H_2CO_3 \longleftrightarrow H^+ + HCO_3^-$$

Alle Zerfalls- oder Bildungsvorgänge sind **UMKEHRBAR**; es stellt sich in einer solchen Lösung ein konstantes **GLEICHGEWICHT** zwischen allen beteiligten Komponenten ein. Wenn man in eine solche Lösung nun eine Säure (*Wasserstoffionen*), wie z. B. Lactat hineingibt, mißt man also keine pH-Verschiebung sondern es resultiert eine **VERSCHIEBUNG DER KOMPONENTEN**:

➡ es entsteht mehr Kohlendioxid.

Im Körper kann dieses Kohlendioxid über die **LUNGE** abgeatmet werden.

ⓑ Im Venenblut mißt man also normalerweise genau den **GLEICHEN PH-WERT** wie im arteriellen Blut. Ein erhöhter Anfall von Lactat führt unter physiologischen Bedingungen höchstens zu einer vermehrten **ATMUNG**.

ⓓ Das extrazelluläre Natrium hat mit dem Säure-Basenhaushalt des Blut gar nichts zu tun.
Das Natrium bindet **WASSER**; die Konzentration von Natrium kann als Parameter für den **WASSERBESTAND** des Körpers herangezogen werden.

2) Ordnen Sie die angeführten Blutzellen des Differentialblutbilds nach ihrer Häufigkeit im normalen Blutausstrich!

a) basophile Granulozyten
b) eosinophile Granulozyten
c) Lymphozyten
d) neutrophile Granulozyten

Antwort:

☒ Lösung ⓓ
ⓒ
ⓑ
ⓐ

Das **DIFFERENTIALBLUTBILD** ist ein Blutausstrich, bei dem die Leukozyten gefärbt und entsprechend ihrem Aussehen und dem Färbeverhalten klassifiziert werden. Das Erstellen eines Blutbilds erfordert etwas Übung.

Man zählt 100 Leukozyten ab und macht Strichlisten für

- neutrophile Granulozyten,
- eosinophile Granulozyten,
- basophile Granulozyten, sowie für
- Lymphozyten und
- Monozyten.

Das Blutbild beim Gesunden zeigt

60 %	**Granulozyten,**
30 %	**Lymphozyten und**
10 %	**Monozyten.**

Wenn man die **GRANULOZYTEN** genauer ansehen will, kann man von den 100 Zellen ...

55	% neutrophile (*segmentkernige*) Granulozyten unterscheiden,
2	% eosinophile,
2	% stabkernige (*junge Leukos*),
1	% basophile.

Eine genauere Häufigkeitsreihe sähe dann so aus:

55 % NEUTROPHILE GRANULOZYTEN
30 % LYMPHOZYTEN
10 % MONOZYTEN
2 % EOSINOPHILE GRANULOZYTEN
2 % STABKERNIGE GRANULOZYTEN
1 % BASOPHILE GRANULOZYTEN.

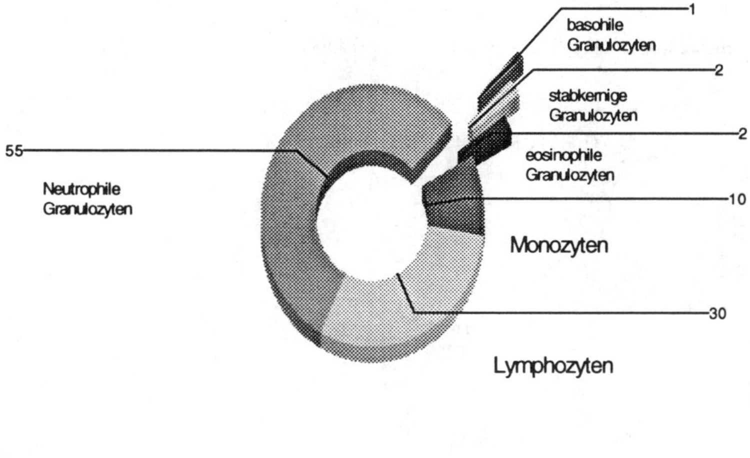

☞Man kann das Differentialblutbild benutzen, um **ENTZÜNDUNGEN** (*beschleunigte Blutkörperchensenkungsreaktion oder unklare Erhöhungen der Leukozyten*) abzuklären:

- bei einer **AKUTEN ENTZÜNDUNG** sind die **NEUTROPHILEN GRANULOZYTEN** erhöht,
- bei einer **ABKLINGENDEN ODER CHRONISCHEN** eher die **LYMPHOZYTEN** und
- ganz zum Schluß einer Entzündungsreaktion gibt's noch die sog. **EOSINOPHILE NACHSCHWANKUNG**.

☞Eine Erhöhung der eosinophilen Granulozyten weist außerdem auf

- ein **ALLERGISCHES GESCHEHEN** oder auf
- eine **WURMINFEKTION** hin.

3) Welche Bluteiweiße kennen Sie?

Nennen Sie mindestens 4 und ihre jeweilige Funktion!

Antwort:

- ☒ Albumine ➠ Aufrechterhaltung des onkotischen Drucks
- ☒ Fibrinogen ➠ Gerinnungsfaktor
- ☒ Transferrin ➠ Transportprotein für Eisen
- ☒ γ-Globuline ➠ Antikörper

Die **PLASMAPROTEINE** sind ein Gemisch aus den verschiedensten Eiweißen.
Die einzelnen Fraktionen macht man durch das Verfahren der **ELEKTROPHORESE** sichtbar. Hierbei werden die Proteine nach ihrer **ELEKTRISCHEN LADUNG** getrennt; in einem zweiten Schritt kann man die **KONZENTRATION** (*Menge*) der aufgetrennten Proteinfraktionen sichtbar machen.

Man erhält in etwa folgendes Bild:

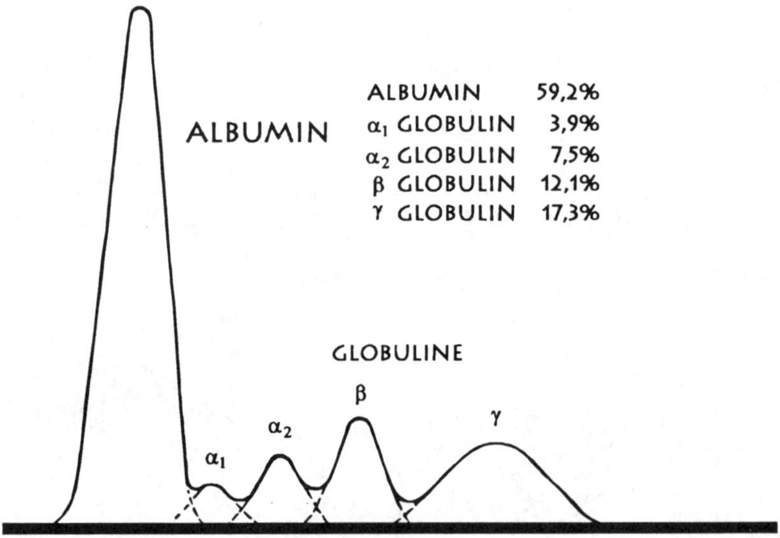

ALLGEMEINE FUNKTIONEN DER PLASMAPROTEINE SIND:

- die **NÄHRFUNKTION.**
  Die Proteine dienen besonders den Zellen des Monozyten-Makrophagen-Systems sowohl als Bausteine als auch als Energielieferanten.

- die **VEHIKELFUNKTION.**
  Vornehmlich für kleinmolekulare Substanzen dienen die Eiweiße als Transportmittel.

- Eiweiße haben, wie das Kohlensäure-System ebenfalls eine **PUFFERFUNKTION;** sie können Säure- oder Basenäquivalente anlagern.

- Erzeugung des **KOLLOIDOSMOTISCHEN DRUCKS.**
  Der kolloidosmotische oder onkotische Druck sorgt für die **RÜCKRESORPTION VON WASSER** im venösen Schenkel des Kapillarsystems.

🕮 **siehe Amtsarztfragen HERZ/KREISLAUF VORKLINIK**
Diese Funktion wird hauptsächlich von den **ALBUMINEN** übernommen.

Ein Albuminmangel kann entstehen

- bei **BILDUNGSSTÖRUNGEN** (*Leberzirrhose z. B.*) oder
- bei erhöhter **ALBUMINAUSSCHEIDUNG** beim nephrotischen Syndrom.

Beide Erkrankungen sind gekennzeichnet durch die Ausbildung von Ödemen.

☞ Weiterhin transportieren Albumine eine Reihe von Stoffen:

- Bilirubin,
- Fettsäuren,
- Gallensäuren,
- Antibiotika.

Die anderen Bluteiweiße (*außer Albumine*) sind größer und heißen **GLOBULINE**.

Man unterscheidet die ...

- **ALPHA-1 GLOBULINFRAKTION**, die im wesentlichen **TRANSPORTPROTEINE** für
  - Thyroxin,
  - Bilirubin,
  - Cortisol und
  - Vitamin B_{12} enthält.
- **ALPHA-2 GLOBULINFRAKTION**, die das Transportprotein für Kupfer, enthält
- **BETA-GLOBULINFRAKTION**, die die Lipoproteine und das Transferrin (*Eisen-Transportprotein*) enthält.

Als nächstes erscheint in der Elektrophorese ...

- das **FIBRINOGEN**, das Gerinnungsprotein, anschließend
- die Fraktion der **-GLOBULINE**, die Antikörper.

Bei akuten Entzündungen sind die γ-Globuline stark, bei chronischen Entzündungen etwas erhöht.

4) Nennen Sie

3 klinische Symptome der Eisenmangelanämie und
2 typische Laborwerte.

Antwort:

☒ **Klinische Symptome** sind:

- Müdigkeit,
- allgemeine Schwäche und
- Zungenbrennen;

☒ **Laborbefunde** sind:

- vermindertes Hb,
- hypochrome Erythrozyten.

Von einer **ANÄMIE** spricht man, wenn das Hb (*Hämoglobin*) auf eine Konzentration

- **UNTER 14 MG%** (= *14 mg/100 ml*) bei Männern oder auf
- ○ **UNTER 12,5 MG%** bei Frauen abgesunken ist.

Die Eisenmangelanämie ist die **HÄUFIGSTE ANÄMIEFORM**. In der Anamnese tauchen regelmäßig Beschwerden auf wie:

- Müdigkeit,
- Leistungsabfall,
- Schwindel,
- Schwäche.

Diese Symptome nehmen mit weiter absinkendem Hb zu, bis schließlich ab einem Wert **UNTER 8 MG%** Zeichen von Organinsuffizienzen hinzukommen:

- Konzentrationsstörungen (*Gehirn*),
- Ohnmachten (*Gehirn*),
- Dyspnoe (*Lunge*),
- Angina pectoris (*Herz*)

oder von seiten des Magen-Darm-Trakts ...

- Appetitminderung,
- Durchfälle,
- Obstipation,
- Blähungen,
- oder auch das berühmte Zungenbrennen.

An **UNTERSUCHUNGSBEFUNDEN** ist zu erheben:

- Blässe der Schleimhäute (*im Mund und im Auge*),
- Zungenatrophie (*lediglich Verlust der* ***PAPILLEN****, d. h. der Zungen****muskel*** *ist nur noch von der Mundschleimhaut überzogen =* ***LACKZUNGE***),
- Mundwinkelrhagaden,
- Nägel- und Hautschäden.
- Ferner hört man bei der Auskultation ein funktionelles **SYSTOLIKUM**, da bei „dünnerem" Blut eher Wirbelbildungen auftreten als bei „dickerem".

Bei einer Verdachtsdiagnose „Anämie“ kann man

1. die Konzentration des Hb bestimmen,
2. die Erys unterm Mikroskop anschauen.

Bei der **EISENMANGELANÄMIE** sieht man kleine, schwach gefärbte Erys (*Erys, die mangelhaft mit dem roten Blutfarbstoff Hämoglobin gefüllt sind*).

➠ **MIKROZYTÄRE, HYPOCHROME ANÄMIE.**

Wenn die Eisenmangelanämie stark ausgeprägt ist, kann die Mitte der Erys, die „Delle“ hell imponieren. Die Erys sehen dann aus wie Schießscheibenzellen ...

➠ **TARGET-CELLS.**

5) Welche Aussage/n zur Hämophilie ist/sind richtig?

a) X-chromosomal-dominanter Erbgang
b) meistens Männer betroffen
c) kann angeboren oder erworben auftreten
d) kann zur Körperbehinderung führen
e) es fehlt Fibrin

A) Alle Aussagen sind richtig.
B) Nur Aussagen b und d sind richtig.
C) Nur Aussagen a, b und c sind richtig.
D) Nur Aussagen a, c und e sind richtig,
E) Nur Aussagen b, d und e sind richtig.

Antwort:

☒ Lösung B.

ⓒ Die **HÄMOPHILIE** (*Bluterkrankheit*) ist eine **ANGEBORENE STÖRUNG**.

Es fehlt entweder der

- Faktor VIII (*Hämophilie A*) oder der
- Faktor IX (*Hämophilie B*).

ⓐ Die Krankheit ist **X-CHROMOSOMAL REZESSIV** erblich. Das bedeutet, daß ein defektes X-Chromosom durch ein intaktes X-Chromosom „ausgeglichen" werden kann.

ⓑ Da **MÄNNER** den Chromosomensatz XY, Frauen XX haben, ist die Wahrscheinlichkeit für Frauen, an der Hämophilie zu erkranken wesentlich geringer als für Männer.

Die Pathophysiologie der Hämophilie sieht so aus, daß sich die Blutplättchen aufgrund des fehlenden Faktors nicht mehr richtig an die Basalmembranen verletzter Gefäße anlagern können;

➡ damit fehlt die Aktivierung der endogenen Kaskade.

ⓔ Die Aktivierung von Fibrinogen zu Fibrin ist nicht gestört.
Das bedeutet, die **PRIMÄRE** (*sofortige*) **BLUTSTILLUNG** ist absolut **INTAKT**, aber es kommt einige Stunden nach der Verletzung zu schweren **NACHBLUTUNGEN**.

ⓓ Durch Einblutungen in die **GELENKHÖHLE** kommt es zur

- **ARTHROSE** (*bei Kindern*!) mit Gelenksverknöcherungen, Kontrakturen und konsekutiver Osteoporose.
- Es treten auch **MUSKELBLUTUNGEN** auf, die, im Fall einer Einblutung in den Mundboden auch zu Erstickungsanfällen führen können.
- **NIERENBLUTUNGEN** und **MAGEN/DARMBLUTUNGEN** sind weitere Komplikationen.

Das einzig Gute bei der Erkrankung ist, daß die Symptomatik allgemein ab dem 20. Lebensjahr **RÜCKLÄUFIG** ist.

6) Welche Aussage/n ist/sind richtig?

Bei folgenden Erkrankungen können Leukopenien auftreten:

a) Typhus
b) Leukämien
c) Herzinfarkt
d) Vitamin B_{12}-Mangel
e) Polyglobulie

A) Alle Aussagen sind richtig.
B) Nur Aussagen a, c und d sind richtig.
C) Nur Aussagen a, b und d sind richtig.
D) Nur Aussagen d und e sind richtig.
E) Nur Aussagen a und e sind richtig.

Antwort:

☒ Lösung C.

Eine **LEUKOPENIE** ist eine **VERMINDERUNG DER WEISSEN BLUTKÖRPERCHEN** unter 4000 Zellen/µl.

Leukopenien bis 2000 Zellen/µl sind ohne klinische Konsequenzen, sofern die Granulozyten über 1000 Zellen/µl liegen.

☠ Wenn die Werte weiter absinken kommt es zu **NEKROSEN** an den Schleimhäuten und als Komplikation kann eine **SEPSIS** resultieren.

ⓐ Leukopenien können bei bestimmten bakteriellen Infektionen auftreten:

- **TYPHUS** (*lernen, wichtig!*), sowie bei den
- Brucellosen und bei
- Tbc.

Virale Erkrankungen können ebenfalls mit einer Verminderung der Gesamtleukozyten einhergehen, wobei hier vorrangig die Granulozyten reduziert sind.

ⓑ **ERKRANKUNGEN DES KNOCHENMARKS** mit Verringerung der Stammzellen sind ebenfalls an einer Leukopenie zu erkennen; meist handelt es sich um Absiedlungen maligner Zellen (*Metastasen, Leukämien*).

☞ *Bitte beachten Sie, daß eine Leukämie eine Entartung der weißen Blutkörperchen ist, die sich zunächst im Knochenmark, bzw. in den Lymphknoten abspielt und die nicht sofort und immer zu einer Leukozytose führen muß.*

ⓓ Stoffwechselstörungen allgemeiner Art, die die Zellteilung betreffen, wirken sich natürlich auch auf die Bildung der Leukozyten aus. So ist bei einem Vitamin-B_{12}-Mangelzustand die DNA-Bildung vermindert, deshalb resultiert

- eine Anämie,
- eine Leukopenie,
- Veränderungen im Magen-Darm-Trakt und
- Nervenschädigungen.

Eiweißmangelzustände oder chronische Vergiftungen, wie z. B. beim **ALKOHOLISMUS** können ebenfalls Leukopenien zur Folge haben, ähnliches gilt für Bestrahlungen oder für die Chemotherapie.

ⓒ Beim **HERZINFARKT** sieht man zwei Tage nach dem Ereignis einen Anstieg der Leukozyten (***LEUKOZYTOSE***). Dieses ist als Zeichen der „Aufräumungsarbeiten" aufgrund der Zellnekrosen zu werten.

ⓔ Eine **POLYGLOBULIE** ist eine Vermehrung der Erythrozyten im Blut. Sie hat zunächst nichts mit der Anzahl der Leukozyten zu tun.

☞ Eine Polyglobulie entsteht z. B. durch vermehrtes Ausschütten des Hormons Erythropoetin.

Im Gegensatz zur Polyglobulie sind bei der **POLYZYTHÄMIA VERA** alle Blutbestandteile erhöht. Die Polyzythämia vera ist eine Erkrankung der Knochenmarksstammzellen und als **PRÄKANZEROSE** zu werten.

7) Welche Aussage/n zur Eisenmangelanämie ist/sind richtig?

a) meistens sind Frauen betroffen.
b) kann auch bei gutartigen Gewebsneubildungen im Darmbereich auftreten.
c) kann in Ländern der 3. Welt durch Unterernährung entstehen
d) in Deutschland gilt die Zöliakie als Hauptursache
e) führt zu hyperchromen Erythrozyten.

A) Alle Aussagen sind richtig.
B) Nur Aussagen a, b, c und e sind richtig.
C) Nur Aussagen b und d sind richtig.
D) Nur Aussagen a, b und c sind richtig.
E) Nur Aussagen c und e sind richtig.

Antwort:

☒ Lösung D.

Die **EISENMANGELANÄMIE** tritt dann auf, wenn der

Eisen-**BEDARF** die
Eisen-**RESORPTION** übersteigt.

ⓔ Die Erythrozyten enthalten in diesem Fall wenig Blutfarbstoff (*Häm*) und sind klein und blaß.

➠ **HYPOCHROME, MIKROZYTÄRE ANÄMIE.**

ⓒ Die Eisenmangelanämie ist in den **LÄNDERN DER 3. WELT** besonders häufig; sie wird durch eine verminderte Eisenzufuhr im Zuge einer **UNTERERNÄHRUNG** ausgelöst.

ⓐ **FRAUEN** sind wesentlich häufiger als Männer betroffen, da während der **MENSTRUATION** ein zusätzlicher Eisenverlust von ca. 30 mg auftreten kann.
Der „übliche“ Eisenverlust über Stuhl, Urin, Zellabschilferungen beträgt zusätzlich etwa 1 mg pro Tag.
Eine normale Mischkost enthält 20 mg Eisen pro Tag, wovon aber lediglich 10 % resorbiert werden.
Sie sehen, der Eisenhaushalt ist, besonders bei Frauen ziemlich knapp kalkuliert.

ⓑ In Deutschland ist die häufigste Ursache für die Eisenmangelanämie die **CHRONISCHE BLUTUNG AUS DEM MAGEN-DARM-TRAKT**.

➠ *Bedenken Sie bitte, daß solche Blutungen nicht schmerzhaft sein müssen! Der Patient bemerkt lediglich eine **SCHWARZFÄRBUNG DES STUHLS**.*

Oft liegen solchen Blutungen

- **ULCERA** zugrunde (*eher die chronische Ulcuskrankheit, nicht ein einmaliges Streßulcus*) oder auch
- **GUTARTIGE DARMPOLYPEN**. Wenn die Polypen groß genug sind, kann der Chymus (*der Speisebrei*) in Verbindung mit einer kräftigen Peristaltik schon einmal ein Stück abreißen; aus dieser Verletzung resultiert dann eine Blutung. Falls das öfter passiert und der Polyp nicht entdeckt wird, führt das zu einer Eisenmangelanämie.

☞ *Selbstverständlich ist Blut im Stuhl auch ein Hinweis auf ein **KARZINOM**. Nur sind, gottseidank, gutartige Polypen im Darm häufiger anzutreffen als Karzinome.*

ⓓ Die **ZÖLIAKIE** ist eine **ALLERGIE** des Darmepithels **GEGEN GLUTEN**.
Sie ist eine Erkrankung des Kindesalters; wenn die gleiche Erkrankung erst im Erwachsenenalter auftritt, spricht man von der **SPRUE**.

Die klinischen Auswirkungen der Erkrankung sind durch eine verminderte Resorption und durch erhöhte Ausscheidung, besonders von **FETTEN** gekennzeichnet. Bei der Zöliakie ist die Resorption allgemein vermindert (*auch von Eisen*), die Erkrankung ist aber nicht so häufig, daß sie als Hauptursache für die Eisenmangelanämie durchgeht.

8) Welche Aussage/n ist/sind richtig?

Es liegen Ihnen folgende Laborwerte vor:

Hb	7,8 mg%,
Leukos	4000/ µl,
Thrombos	55.000/ µl,

keine Retikulozyten.

a) Es handelt sich um eine akute Blutung.
b) Es handelt sich um einen Knochenmarksdefekt.
c) Es handelt sich um eine Anämie.
d) Es handelt sich um einen Normalbefund.
e) Der Patient kann eine hämorrhagische Diathese aufweisen.

A) Alle Aussagen sind richtig.
B) Nur Aussagen b, c und e sind richtig.
C) Nur Aussagen a und c sind richtig.
D) Nur Aussagen d ist richtig.
E) Nur Aussage c ist richtig.

Antwort:

☒ Lösung B

Zur Interpretation der Befunde:

ⓒ
- ein Hb von 7,8 ist zuwenig ➡ **ANÄMIE;**
  die Normalwerte liegen beim Mann über 14 mg%, bei der Frau über 12,5 mg%.
- die **LEUKOS** sind an der unteren Grenze zum Normalbereich.
- die **THROMBOZYTEN** sind zuwenig.
  Die Normalwerte der Thrombos liegen bei 100.000 bis 300.000/μl.
- **RETIKULOZYTEN** sind „junge“ Erys. Sie sind eigentlich 1 bis 4 Tage zu früh ins Blut abgegeben worden und reifen im Blut noch nach. Eine ganz geringe Anzahl von Retikulozyten ist aber auch im Blutbild des Gesunden nachweisbar, normalerweise in einer Konzentration von 1 - 2 ‰. Ein Fehlen von Retikulozyten weist auf einen **KNOCHENMARKSDEFEKT** hin.

Zusammenfassung:

An pathologischen Befunden ist zu erheben:

- zuwenig Erys,
- zuwenig Thrombos,
- keine Retikulozyten;
- die Konzentration der Leukos hält sich ebenfalls in Grenzen.

Es handelt sich also offenbar um eine **BILDUNGSSTÖRUNG** der Erys (*fehlende Retikulozyten*) mit Verminderung der Thrombos.

ⓑ Da alle Blutzellen im **KNOCHENMARK** gebildet werden, muß die Störung hier liegen.

ⓔ Die Verminderung der Thrombos kann mit einer **ERHÖHTEN BLUTUNGSNEIGUNG**, einer **HÄMORRHAGISCHEN DIATHESE** einhergehen.

ⓐ Das Blutbild bei einem **AKUTEN BLUTVERLUST** bei intakter Knochenmarksfunktion würde mindestens 2 ‰ „junge“ Erys, **RETIKULOZYTEN** aufweisen; meistens ist die Retikulozytenanzahl **ERHÖHT**.

☞ *Ein Fehlen der Retikulozyten deutet immer auf eine Schädigung der Bildungsstätten hin.*

9) **Welche Leukozytenarten kommen im normalen Blutbild vor?**

Antwort:

☒ Granulozyten (*neutrophile, basophile, eosinophile*),
☒ Monozyten,
☒ Lymphozyten.

Die normale Konzentration der Leukos beträgt zwischen 5000 und 8000 Zellen/µl.

- Die erste Gruppe sind die **GRANULOZYTEN**.

Sie sind amöboid **BEWEGLICH**, haben einen **GELAPPTEN KERN** aus stark kondensiertem (*dichten*) Chromosomenmaterial und sind deshalb nicht mehr teilungsfähig.
Aufgrund ihres gelappten Kerns können sie sich relativ schnell im Gewebe bewegen.
Die Granula der Granulozyten enthalten **VERDAUUNGSENZYME** (*sind Lysosomen*), die andere Zellen (*Bakterien z. B.*) verdauen, also unschädlich machen können.
➠ Die Hauptaufgabe dieser Zellen ist die **PHAGOZYTOSE**; sie gehören zum **UNSPEZIFISCHEN ABWEHR-SYSTEM**.

Die Granulozyten kann man anhand ihres Färbeverhaltens einteilen in:

❍ Granulozyten, die sich mit neutralen Farbstoffen anfärben lassen,
➠ die **NEUTROPHILEN GRANULOZYTEN**.
*Bei Infektionen sind sie an der **EITERBILDUNG** beteiligt.*

❍ Granulozyten, die sich mit eosinophilen Farbstoffen anfärben lassen,
➠ **EOSINOPHILE GRANULOZYTEN**.
*Sie sind die Antagonisten der Mastzellen, d. h. sie **BEENDEN** ein Abwehrgeschehen. Ferner sind sie erhöht bei **ALLERGIEN** und bei **WURMINFEKTIONEN**.*

❍ Granulozyten, die sich durch basophile Farbstoffe anfärben lassen,
➠ **BASOPHILE GRANULOZYTEN**.
*Sie enthalten **HEPARIN** und **HISTAMIN** und sind weniger an der Phagozytose beteiligt.*

- Die zweite Gruppe der Leukos sind die **MONOZYTEN.**

Monozyten haben einen großen, nierenförmigen Kern. Diese Zellen können sich noch teilen.
Sie sind ebenfalls amöboid beweglich und wandeln sich nach dem Eintritt ins Gewebe in **MAKROPHAGEN** um. Man kann formulieren, daß Monozyten die Ruheform darstellen, Makrophagen die aktivierte Form der selben Zelle.
Sie arbeiten sowohl mit dem spezifischen Abwehrsystem zusammen als auch mit dem unspezifischen Abwehrsystem als **PHAGOZYTEN.**

- Die **LYMPHOZYTEN** sind etwas kleiner als die Monozyten und weniger beweglich. Sie gehören zur **SPEZIFISCHEN ABWEHR** und phagozytieren nicht. Man kann T- und B- Lymphozyten unterscheiden;

  - die **T-LYMPHOZYTEN** gehören zur **ZELLVERMITTELTEN ABWEHR,**
  - die **B-LYMPHOZYTEN** produzieren Antikörper und gehören zur sog. **HUMORALEN ABWEHR** des Körpers.

Die unspezifischen Abwehrzellen fressen „Alles" wenn sie einmal aktiviert worden sind, egal ob Fremdeiweiße, Viren oder Bakterien; die Zellen der spezifischen Abwehr bekämpfen nur eine Art von Bakterien (*z. B. Salmonella typhi*). Allerdings können die Zellen der spezifischen Abwehr, die Lymphozyten, **GEDÄCHTNISZELLEN** bilden, die im Falle einer weiteren Infektion mit dem gleichen Keim die Abwehr viel schneller aktivieren können, so daß es nicht zu klinischen Erscheinungen kommt...

➡ **IMMUNITÄT.**

🕮 Genaueres zur spezifischen und unspezifischen Abwehr siehe **Amtsarztfragen MIKROBIOLOGIE/HYGIENE** und **IMMUNOLOGIE.**

10) Auf was weist...

a) eine Linksverschiebung,
b) eine Eosinophilie im Differentialblutbild hin?

Antwort:

☒ ⓐ eine akute Infektion
☒ ⓑ Allergie oder Wurminfektion

ⓐ Eine **LINKSVERSCHIEBUNG** im Differentialblutbild bedeutet, daß **VERMEHRT STABKERNIGE NEUTROPHILE GRANULOZYTEN** (*junge neutrophile Granulozyten*) nachweisbar sind.

Normalerweise sind die Stabkernigen maximal in einer Konzentration von 2 % vorhanden; wenn jedoch mehr Granulozyten gebildet und ausgeschüttet werden, kommt es zu einer Erhöhung dieses Werts.

☞ Vermehrtes Auftauchen von Stabkernigen deutet also auf eine **ANREGUNG DES KNOCHENMARKS** hin. Meistens handelt es sich dabei um eine **AKUTE INFEKTION**.

ⓑ Die **EOSINOPHILEN** sind deutlich erhöht bei **WURMINFEKTIONEN** und bei **ALLERGISCHEN GESCHEHNISSEN**.
*Eine schwächer ausgeprägte Erhöhung findet man in der **ABHEILPHASE** bei Infektionen oder bei leukämischen Prozessen.*

11) Welche Aussage/n ist/sind richtig?

a) Erythrozyten haben einen gelappten Kern.
b) Erythrozyten können sich im Fall einer akuten Blutung teilen.
c) Erythrozyten werden in der Milz und im Knochenmark abgebaut.
d) Amöboid bewegliche Erythrozyten nennt man anisokor.
e) Bei der Eisenmangelanämie sieht man unterm Mikroskop kleine, dunkel gefärbte Erythrozyten.

A) Alle Aussagen sind richtig.
B) Nur Aussagen d und e sind richtig.
C) Nur Aussage c ist richtig.
D) Nur Aussagen a und d sind richtig.
E) Nur Aussagen b, c und e sind richtig.

Antwort:

☒ Lösung C.

ⓐ **ERYTHROZYTEN** haben überhaupt **KEINEN KERN**. *Stellen Sie sich der Einfachheit halber vor, die Erys wären kleine Autos, deren Hauptaufgabe der Transport von Hämoglobin (und damit von **SAUERSTOFF**) von der Lunge zu den Zellen der Peripherie wäre. Je mehr Sauerstoff auf einmal transportiert wird, desto wirtschaftlicher für den Körper. Deshalb wird bei den Erys aus Platzgründen auf den Kern verzichtet.*

➡ *Nachteil: die Zelle kann nicht mehr flexibel auf sich ändernde Umweltbedingungen reagieren und lebt nicht allzulang.*

ⓑ Wenn Erys keinen Kern mehr haben, können sie sich auch nicht mehr teilen. Wenn Not am Mann ist, muß das Knochenmark herhalten und verstärkt Erys bilden. Eventuell sieht man in diesem Fall „Jugendformen" im Blut ...

➡ die **RETIKULOZYTEN**.

ⓒ Prinzipiell kann jedes Gewebe Erys abbauen: denken Sie an Ihren letzten blauen Flecken; irgendwie muß diese Einblutung in die Haut abgebaut worden sein. Normalerweise übernimmt die **MILZ** die „Alterskontrolle" über die Erys und baut überalterte Blutzellen ab. Wenn die Milz entfernt worden ist, übernimmt das **KNOCHENMARK** diese Rolle.

ⓓ Eine **ANISOKORIE** liegt vor, wenn die Pupillen unterschiedlich groß sind. Eine Anisokorie weist entweder auf eine nervale Pupillenstörung hin oder auf Verklebungen, Fehlbildungen etc. in der Pupille selber.

☞ *Nicht immer sind „toll" klingende Fremdwörter gleichzusetzen mit einer richtigen Antwort.*

ⓔ Bei einer **EISENMANGELANÄMIE** sind die Erys klein und mit wenig Farbstoff (*Häm*) beladen. Es handelt sich also um

➡ **MIKROZYTÄRE, HYPOCHROME** (*helle*) **ERYS**.

12) Nennen Sie die Definition der Anämie und beschreiben Sie charakteristische Symptome!

Antwort:

☒ Als Anämie bezeichnet man das Absinken des Blut-Hb's unter 14 mg/100 ml beim Mann, bzw. unter 12,5 mg/100 ml bei der Frau.

☒ Charakteristische Symptome sind Müdigkeit, Schwindel, Schwächegefühl, Zungenbrennen.

☞ Die Diagnose **ANÄMIE** wird erst durch Laborbefunde erhärtet!

- In der Anamnese kann man **ALLGEMEINSYMPTOME**, wie
  - Schwäche,
  - Schwindel,
  - Leistungsabfall erfahren,

- bei der körperlichen **UNTERSUCHUNG** sieht man
  - **HELLE, BLASSE SCHLEIMHÄUTE** und

- die **BLUTUNTERSUCHUNG** ergibt einen
  - **VERMINDERTEN WERT** für die **HÄMOGLOBINKONZENTRATION IM BLUT**.

Damit ist die Diagnose „Anämie" perfekt.

☞ Die „charakteristischen" Symptome sind eigentlich recht uncharakteristisch und entsprechen einem

- **NICHT LEISTUNGSFÄHIGEN ZUSTAND.**

Müdigkeit und allgemeines Schlappheitsgefühl fehlen eigentlich nie.

Ab einer Konzentration unter 8 mg/100 ml kommen Zeichen der **ORGANINSUFFIZIENZEN** dazu:

- Angina pectoris,
- Durchfall,
- Verstopfung,
- Zeichen seitens der Haut- und Hautanhangsgebilde.

An **OBJEKTIVEN BEFUNDEN** sieht man bei der körperlichen Untersuchung **BLEICHE SCHLEIMHÄUTE.** (*Bei Damen ist die Mundschleimhaut objektiver beurteilbar als die Konjunktivalschleimhaut. Ein dunkler Lidstrich läßt die Konjunktivalschleimhaut prinzipiell heller aussehen.*)

Außer **MUNDWINKELRHAGADEN** kann man eventuell eine Zungenatrophie,

➡ die **LACKZUNGE**

entdecken. *Sie erinnern sich, der Lackzunge fehlen die Papillen und übrig bleibt nur noch die „normale" Mundschleimhaut, das unverhornte Plattenepithel.*

siehe Frage # 4

Oft kommt noch, als Untersuchungsbefund ein funktionelles **SYSTOLIKUM** hinzu.

13) Ordnen Sie zu:

ⓐ Eisenmangelanämie

ⓑ akute Blutungsanämie

❶ Schock
❷ brüchige Nägel
❸ Bewußtseinsverlust
❹ Mundtrockenheit
❺ trockene Haut
❻ Lackzunge

Antwort:

☒ Lösung ⓐ ❷ ❺ ❻
☒ Lösung ⓑ ❶ ❸ ❹

Auch wenn man nicht so ganz firm ist, kann man sich bei dieser Frage durch logisches Denken weiterhelfen.

- Die **AKUTE BLUTUNGSANÄMIE** ist ein **AKUTES EREIGNIS**, damit ist für den Organismus eine schnelle Gegenregulation erforderlich, z. B. über den **SYMPATHICUS**.

- Die **EISENMANGELANÄMIE** ist ein **CHRONISCHES GESCHEHEN**, das Anpassungserscheinungen an die chronische Unterversorgung der Zellen mit Sauerstoff hervorruft.

ⓑ Der **AKUTE BLUTVERLUST** geht einher mit Zeichen der **UMVERTEILUNG** des noch zirkulierenden Blutes in die „zentralen“ Organe

- Herz,
- Lunge,
- Gehirn.

Daraus resultiert eine Erhöhung der Pulsfrequenz bei einem gleichzeitigen Absinken des systolischen Blutdrucks

❶ ➠ der **SCHOCK.**

Der Sympathicus vermindert auch die **SPEICHELSEKRETION** im Mund; der Patient klagt über

❹ ➠ „Mundtrockenheit“.

(*Das kann man auch vor der Prüfung als Zeichen der Sympathicuserregung haben.*)

Falls der Blutverlust so gewaltig war, daß die sympathische Gegenregulation auch das Schlimmste nicht mehr verhindern kann, kommt es zum

❸ ➠ **BEWUSSTSEINSVERLUST.**

☞ *Erinnern Sie sich aber dran :*

Der Schock geht anfangs NICHT mit einer Bewußtlosigkeit einher; die Bewußtlosigkeit ist bereits eine Komplikation!

🕮 **siehe Amtsarztfragen HERZ/KREISLAUF VORKLINIK.**

ⓐ Die **EISENMANGELANÄMIE** ist immer ein **CHRONISCHES GESCHEHEN**. Bei der Eisenmangelanämie kommt es zu einer chronischen Unterversorgung aller Zellen mit Sauerstoff. Die Zellen werden **KLEINER** und sind nicht mehr so leistungsfähig.

Klinische Zeichen sind:

❷ ❍ brüchige Fingernägel,
❺ ❍ trockene Haut (*Haut und Hautanhangsgebilde*) und
❻ ❍ die berühmte Lackzunge.

Im Prinzip kann jedes Organ betroffen sein:

- ❍ Herzinsuffizienzzeichen,
- ❍ Parästhesien,
- ❍ Speisenunverträglichkeiten,
- ❍ Verdauungsprobleme,
- ❍ diverse Schmerzen,
- ❍ Konzentrationsstörungen etc.

14) Welche Aussage/n zur Blutgruppenunverträglichkeit bezüglich des Rhesusfaktors ist/sind richtig?

a) Alle Kinder einer rhesuspositiven Frau sind gefährdet.
b) Alle Kinder einer rhesusnegativen Frau sind gefährdet.
c) Eine Gefährdung besteht nur dann, wenn das Kind rhesusnegativ ist.
d) Eine Gefährdung besteht nur dann, wenn das Kind rhesuspositiv ist.
e) Eine Gefährdung besteht nicht bei dem erstgeborenen Kind.

A) Alle Aussagen sind richtig.
B) Nur Aussagen d und e sind richtig.
C) Nur Aussagen b, c und d sind richtig.
D) Nur Aussagen a und c sind richtig.
E) Nur Aussagen b ist richtig.

Antwort:

☒ Lösung B.

Das **RHESUS-SYSTEM** ist, neben dem ABO-System ein eigenständiges **SYSTEM VON ANTIGENEN**, die auf Erythrozyten sitzen.

Im klinischen Sprachgebrauch unterscheidet man zwischen

- ● „rhesuspositiv" und
- ○ „rhesusnegativ".

- ● Rhesuspositiv bedeutet, daß ein bestimmtes Antigen (*das Rhesusantigen*) vorhanden ist,
- ○ rhesusnegativ bedeutet, daß es auf der Erythrozytenoberfläche fehlt.

☞ Daraus ergibt sich, daß **ANTIKÖRPER NUR GEGEN DAS MERKMAL „RHESUSPOSITIV"** gebildet werden können, und zwar nur von einer Person, die selbst rhesusnegativ ist.

Bezüglich Schwangerschaft und Geburt ergibt sich daraus:

Da aus der Fusion von Samenzelle und Eizelle ein völlig neues, anderes Individuum entsteht, kann es vorkommen, daß sich (*u. a.*) auch die Rhesusfaktoren von Mutter und Kind unterscheiden.
Normalerweise ist dieses unerheblich, da das mütterliche Blut sich nie mit dem kindlichen Blut vermischt; der Stoffaustausch erfolgt über eine relativ dichte Plazentaschranke.
➠ Bei der Geburt kann es jedoch passieren, daß kindliches Blut in den mütterlichen Kreislauf übertritt.

(d) Gesetzt den Fall, das **KIND IST RHESUSPOSITIV** und die **MUTTER RHESUSNEGATIV**, dann induziert das kindliche Blut eine **ANTIKÖRPERBILDUNG.**

(a)(c) Wenn die Mutter ebenfalls rhesuspositiv wäre, erfolgte **KEINE** Antikörperbildung, ebenso wenn das Kind rhesusnegativ wäre.

(b)(e) Die Antikörperbildung braucht zwischen 10 und 14 Tagen; bis die Antikörper im Blut der Mutter nachweisbar sind, ist das erste Kind schon lange „in Sicherheit". **BEI EINER WEITEREN SCHWANGERSCHAFT** jedoch kann es passieren, daß, falls das Kind wieder **RHESUSPOSITIV** (*bei rhesusnegativer Mutter*) ist, daß mütterliche Antikörper durch die Plazentaschranke in den kindlichen Kreislauf gelangen und zu einem Absterben der Frucht führen. Es sind also nie die ersten rhesuspositiven Kinder einer rhesusnegativen Mutter gefährdet, sondern immer erst **DIE FOLGENDEN SCHWANGERSCHAFTEN.**

Um die nachfolgenden Kinder nicht zu gefährden, greift man therapeutisch zu folgendem Kniff: wenn die Mutter rhesusnegativ ist und das Kind rhesuspositiv, kann man direkt nach der Antigenexposition (*Geburt oder Plazentablutung*) der Mutter **ANTIKÖRPER** gegen den Faktor rhesuspositiv spritzen (***IMPFEN***).

Dadurch braucht die körpereigenen Abwehr nicht „bemüht" werden und die endogene Antikörperbildung unterbleibt. Die exogenen, verabreichten Antikörper sind nach 3 Wochen wieder aus dem Blut eliminiert, und, da jetzt keine Antikörper mehr im Blut nachweisbar sind, ist die **FOLGENDE SCHWANGERSCHAFT NICHT GEFÄHRDET.**

15) Wodurch kommt die Färbung der Erythrozyten zustande?

Antwort:

☒ Durch das Häm.

Das **HÄM** ist ein Molekül, das **SAUERSTOFF** anlagern kann. Ein Hämmolekül kann zwei Sauerstoffmoleküle transportieren. Aufgrund seiner chemischen Struktur (*überlagernde Elektronenwolken*) absorbiert diese Molekül einen bestimmten Teil des normalen Tageslichts. Wenn Licht auf oder durch dieses Molekül fällt, erscheint es farbig (*weißes Licht entsteht aus der Addition von verschiedenfarbigem Licht; das Häm absorbiert grün, das Licht, das „übrig" bleibt ist rot*).

Im Erythrozyten ist das Hämmolekül eingepackt in ein Eiweißbett. Diese Eiweiße heißen Globine

➠ es entsteht also ein **HÄMOGLOBIN**.

Beim Erwachsenen unterscheidet man 2 verschiedenen Arten von Eiweißbetten:

- die alpha- und
- die beta-Ketten.

Das Hämoglobin im Erythrozyten ist in Vierergruppen gepackt, wobei immer 2 alpha- und 2 beta-Ketten zusammenliegen.

☞ Durch Störungen im Aufbau dieser Eiweißketten entsteht z. B. die **THALASSÄMIE**.

16) Was ist die Blutungszeit?

Wie hoch ist der Normalwert?

Antwort:

☒ Die Blutungszeit ist die Zeit, die benötigt wird, um eine Blutung zum Stehen zu bringen.

☒ Sie beträgt normalerweise zwischen 2 und 4 Minuten.

Die Messung der Blutungszeit ist eine einfache Methode, um den Gerinnungsstatus überschlagsmäßig zu bestimmen.

Vorgehen:

- Man sticht (*nach ordentlicher Desinfektion*) mit der Lanzette den Patienten ins Ohrläppchen,
- und tupft alle 30 Sekunden mit einem Löschpapier das Blut ab.
- Wenn am Löschpapier nichts mehr zu sehen ist, ist die Blutung gestoppt

➡ **ERGEBNIS DER BLUTUNGSZEIT**.

Natürlich ist das eine etwas subjektive Methode, d. h. Sie dürfen Ergebnisse von anderen Untersuchern nicht mit Ihren eigenen Ergebnissen vergleichen.

Fehler können natürlich auch dadurch passieren, daß Sie ein größeres Blutgefäß getroffen haben; dann blutet's auch länger.

Weitere Fehlerquellen sind z. B., daß Sie nicht beachtet haben, daß Ihre Patientin heute einen Ohrclip trug, der eine Hyperämie hervorgerufen hatte.

Sicher, die Messung der Blutungszeit bringt keine standardisierten Ergebnisse, als ***ORIENTIERENDER TEST*** *(vor i. m.-Injektionen z. B.) ist sie jedoch sinnvoll.*

Eine andere Möglichkeit, den Gerinnungsstatus genauer (*aber auch wesentlich aufwendiger*) zu beschreiben, sind die **GERINNUNGSTEST**, wie z. B. der Quick-Test, die partielle Thromboplastinzeit, etc.
Bei den Gerinnungstest testet man einzelne Faktoren oder Faktorengruppen aus. Man erhält dadurch ein viel detaillierteres Ergebnis.

17) Welche Aussage/n ist/sind richtig?

Eisen ...

a) wird hauptsächlich im Dünndarm resorbiert
b) kann nicht aktiv ausgeschieden werden
c) wird hauptsächlich im Dickdarm resorbiert
d) muß als essentielles Spurenelement dem Körper zugeführt werden.
e) wird erst in Verbindung mit dem intrinsic-factor resorbiert.

A) Alle Aussagen sind richtig.
B) Nur Aussagen a, c und d sind richtig.
C) Nur Aussagen a, b und d sind richtig.
D) Nur Aussagen a und e sind richtig.
E) Nur Aussagen c, d und e sind richtig.

Antwort:

☒ Lösung C.

EISEN wird nicht nur zur **HÄMSYNTHESE** benötigt, sondern ist essentiell für viele **STOFFWECHSEL-VORGÄNGE** innerhalb der Zelle.
Da dieser Stoff so wichtig ist für den Körper, wird Eisen überall wo möglich „recycled".
☞ Zum Beispiel wird beim Abbau der überalterten Erys das Eisen aus dem Hämmolekül entfernt und nur der eisenfreie Rest des Moleküls, das jetzt **BILIRUBIN** heißt, ausgeschieden.

Zellen die Eisen speichern können, sitzen in der Hauptsache im **KNOCHENMARK**. Im Knochenmark findet ja auch die Hämsysnthese statt.

Nun, leider ist nichts perfekt, deshalb scheidet auch der Körper geringe Mengen an Eisen über den

- Stuhl,
- Schweiß oder
- Hautabschilferungen (*Zellen!*) aus.

ⓓ Dieses Eisen muß unbedingt ersetzt werden; deshalb bezeichnet man Eisen als „**ESSENTIELL**" für den Körper.
Da die Gesamtmenge des Eisens im Organismus nur sehr gering ist, fällt Eisen unter die **SPURENELEMENTE**.

ⓐ Eisen wird im **DÜNNDARM** über einen aktiven Transport in die Darmzelle eingeschleust. Da Eisen so wichtig ist für den Körper, versucht die Darmzelle möglichst viel Eisen zu resorbieren. Im Plasma wird das Eisen an ein bestimmtes **TRANSPORTPROTEIN** (*das Transferrin*) gebunden. Die Übertragung des resorbierten Eisens aus der Darmzelle ins Plasma ist nun ein Schritt, der geregelt wird. Wenn das Transportprotein abgesättigt ist, d. h. kein Eisen mehr aufnehmen kann, verbleibt das Eisen in der Darmzelle. Die Darmzelle wird alle 3 Tage abgestoßen und durch eine neue Zelle ersetzt und nimmt quasi das zuviel resorbierte Eisen mit.

ⓑ Eines der Probleme im Eisenhaushalt ist nämlich tatsächlich, daß Eisen, das einmal resorbiert worden ist, **NICHT WIEDER AUSGESCHIEDEN WERDEN KANN**, höchsten verbraucht durch Einbau in Enzyme oder ins Hämmolekül.

☞ Wenn man keine vernünftige Diagnostik macht und lediglich beim Patienten feststellt, **DASS** er eine Anämie hat und nicht welche, könnte man versucht sein, zu sog. Kombispritzen, die Vitamin B_{12} und Eisen enthalten zu greifen. Falls der Patient aber eine reine B_{12}-Mangel-Anämie hat, wird das überflüssige Eisen zunächst im **KNOCHENMARK** abgelagert, dann im **MONOZYTEN-MAKROPHAGEN-SYSTEM** (*Abwehrsystem*), das dadurch in der Funktion behindert wird. Wenn immer noch zuviel Eisen im Körper vorhanden ist, kann das Auge, das Gehirn und andere Organe drankommen.

☞ *Sie sehen, es ist nur mit einer engmaschigen Blutkontrolle vertretbar, Eisen i.v. oder i. m. zu spritzen. Sie sollten sich angewöhnen, eine Eisensubstitution immer nur oral durchzuführen, da hier die Gefahr einer Überdosierung ziemlich ausgeschlossen werden kann.*

ⓒ Der **DICKDARM** resorbiert in der Hauptsache Wasser und kleine Moleküle wie Elektrolyte oder Glucose. Diese kleinen Moleküle werden nicht vollständig resorbiert, sondern immer nur zu einem gewissen Prozentsatz. Eisen ist zu wichtig für den Körper als daß er sich auf einen so vagen Resorptionsmechanismus zu verlassen; Eisen wird aktiv resorbiert und das kann nur der Dünndarm.

ⓔ Den **INTRINSIC-FACTOR** braucht man zur Resorption von **VITAMIN B 12**. Ohne diesen Faktor findet keine Resorption statt.

Er wird in den Antrumzellen des **MAGENS** gebildet, im Duodenum durch den Pankreassaft umgewandelt und verbindet sich dann mit dem, durch die Nahrung zugeführten Vitamin B_{12}.

Im **TERMINALEN ILEUM** wird Vitamin B_{12} zusammen mit seinem Intrinsic-factor dann resorbiert.

Wenn man einen Patienten mit Vitamin B_{12}- Mangel-Anämie hat, könnte man Vitamin B_{12} + Intrinsic-factor oral zuführen; der Intrinsic-factor ist jedoch recht teuer. Deshalb ist es aus Kostengründen besser, den Magen-Darm-Trakt zu umgehen und Vitamin B_{12} direkt zu **SPRITZEN** (*i.m.*).

18) Was ist der Hämatokrit?

Antwort:

☒ Der Hämatokrit ist der Anteil der Blutzellen am Blutvolumen.

Um den **HÄMATOKRIT** bestimmen zu können, **ZENTRIFUGIERT** man ungerinnbar gemachtes Blut. Die zellulären Bestandteile wandern in der Zentrifuge nach außen und setzen sich deutlich gegenüber dem Plasma ab.

Der Hämatokrit sagt also etwas aus über die **PROZENTUALE VERTEILUNG VON BLUTZELLEN UND PLASMA**.

Da die Erythrozyten den größten Anteil der Blutzellen ausmachen (*99%*), wird der Hämatokrit hauptsächlich von dem Gleichgewicht der **ERYS** zum Plasma bestimmt.

➠ Der Hämatokrit ist erhöht, wenn entweder zuwenig Plasma oder zu viele Zellen vorhanden sind, also entweder bei einer

- Dehydratation, oder bei einer
- Polyglobulie.

Dieses „dickere" Blut belastet das **HERZ** und stellt außerdem einen Risikofaktor für die Entstehung von **THROMBOSEN** dar.

➠ Der Hämatokrit ist erniedrigt, wenn zuviel Wasser im Verhältnis zu den Blutzellen vorhanden ist. Häufigstes Beispiel ist der akute Blutverlust: das verminderte intravasale Volumen wird in erster Linie mit Wasser aufgefüllt (*Niere*), die Bildung von Blutkörperchen dauert etwas länger.

Die **NORMALWERTE** des Hämatokrits sind:

- ● 44 - 46 % beim Mann,
- ○ 41 - 43% bei der Frau.

Entsprechend der Tatsache, daß Männer mehr Erys haben als Frauen.

19) Welche Aussage ist richtig?

Die Anzahl der Erythrozyten beträgt ...

A) 5 Millionen
B) 5 Millionen/Liter Blut
C) 5 Millionen/µl Blut
D) 5 Millionen/100 ml Blut
E) 5 Millionen/100 ml Plasma

Antwort:

☒ Lösung C.

Alle Angaben über die Anzahl der Erys, Leukos oder Thrombos sind **KONZENTRATIONSANGABEN**, die sich auf einen Kubikmillimeter (mm^3), bzw. auf einen Mykroliter (µl) beziehen.

Die Anzahl, bzw. Konzentration der **ERYS** im Blut ist abhängig vom **SAUERSTOFFBEDARF DES ORGANISMUS.**

Eine Leber verbraucht z. B. im wesentlichen immer gleich viel Sauerstoff; größere Unterschiede gibt es nur in der **MUSKULATUR**. Deshalb kann man formulieren, daß Schwankungen in der Konzentration der Erys von einer unterschiedlich stark ausgeprägten Muskelmasse abhängig sind.

Da Männer in der Regel mehr Muskelmasse besitzen als Frauen, sind die Durchschnittswerte der Erykonzentration bei Männern höher als bei Frauen.

NORMWERT:

- 4,5 bis 5,4 Millionen Erys pro µl (*pro mm^3*).

20) Welche Aussage ist richtig?

Aufgabe der Leukozyten im Blut ist ...

A) der Nährstofftransport
B) der Sauerstofftransport
C) die Phagozytose
D) der Fetttransport
E) die Bakterienmarkierung

Antwort:

☒ Lösung C.

Die weißen Blutkörperchen heißen **LEUKOZYTEN**. Sie sind normalerweise in einer Konzentration von 5000 - 8000 /µl im Blut vorhanden und haben, im Gegensatz zu den Erys, **KERNE**.

Man unterscheidet

- Granulozyten,
  - *neutrophile,*
  - *eosinophile,*
  - *basophile,*
- Monozyten und
- Lymphozyten.

Granulozyten sind erkenntlich an ihrem gelappten Kern, Monozyten und Lymphozyten haben einen runden Kern.

Ⓒ Alle Leukozyten dienen der **ABWEHR**.
Alle Formen der Abwehr laufen irgendwann darauf hinaus, daß fremde Zellen gefressen (*phagozytiert*) werden.

Ⓐ Der **NÄHRSTOFFTRANSPORT** ist mehr eine Aufgabe des **BLUTPLASMAS**.
Im Blutplasma sind Zucker, Aminosäuren und sonstige Leckereien für fleißige Zellen gelöst.

Ⓑ Der **SAUERSTOFFTRANSPORT** obliegt den **ERYS** mit ihrem roten Blutfarbstoff, dem **HÄM**.
Das Hämmolekül kann Sauerstoff zu den Zellen hin und Kohlendioxid von den Zellen in die Lunge transportieren. Wenn zuwenig Hämmoleküle im Blut sind, ist die Peripherie mit Sauerstoff unterversorgt (*Anämie*) und damit nicht mehr so leistungsfähig.

Ⓓ Der **FETTTRANSPORT** erfolgt mittels der **LIPOPROTEINE**. Lipoproteine sind Gebilde, die aus einem Fetttropfen in der Mitte und Proteinen (Eiweißen) als Lösungsvermittlern drum herum bestehen.

Man unterscheidet

- die **CHYLOMIKRONEN** (*sehr großer Fetttropfen in der Mitte*),
- die **VLDL** (*großer Fetttropfen und Cholesterin in der Mitte*),
- die **LDL** (*viel Cholesterin, etwas Fett in der Mitte*) und
- die **HDL** (*kleiner Fetttropfen in der Mitte*).

Ⓔ Bakterien und fremdes Eiweiß werden durch **ANTIKÖRPER** markiert. Antikörper stellen quasi einen Erlaubnisschein für die Makrophagen dar, die markierten Zellen, Eiweiße oder Ähnliches zu phagozytieren.

21) Welche Aussage/n ist/sind richtig?

Merkmale der Blutgruppe AB sind:

a) Fehlen des Antigens A und des Antigens B
b) Fehlen des Antikörpers Anti-A und des Antikörpers Anti-B.
c) Universalspender von Erythrozytenkonzentraten
d) Universalempfänger von Erythrozytenkonzentraten
e) Gefährdung des Kindes bei einer zweiten oder folgenden Schwangerschaft.

A) Nur Aussagen a, b und d sind richtig.
B) Nur Aussagen b und e sind richtig.
C) Nur Aussage c ist richtig.
D) Nur Aussagen b und d ist richtig.
E) Nur Aussagen a, b, d und e ist richtig.

Antwort:

☒ Lösung D.

ⓐ Bei der **BLUTGRUPPE AB** tragen die Erys das Merkmal (*das ANTIGEN*) A und das Merkmal B.

ⓑ Da im Normalfall gegen körpereigene Gewebe oder Zellen **KEINE ANTIKÖRPER** gebildet werden, sind im Blut eines Patienten mit der Blutgruppe AB weder Antikörper gegen das Merkmal A (*Anti-A*) noch Antikörper gegen das Merkmal B (*Anti-B*).

ⓓ
- Wenn man einem Patienten mit der Blutgruppe AB gewaschene (*serumfreie*) Konzentrate von Erys der Blutgruppe A geben würde, käme es nicht zu einer Hämolyse, da unser Patient, der Empfänger, keinen Antikörper gegen A (*Anti-A*) besitzt.
- Das gleiche wäre, wenn man ihm gewaschene Erys der Blutgruppe B geben würde,
- natürlich ebenso bei Erys, die beide Merkmale (*Blutgruppe AB*) besitzen.
- Erys der Blutgruppe 0 tragen kein Antigen (*bezüglich des ABO-Systems*) und würden von unserem Patienten ebenfalls toleriert werden.

☞ *Sie sehen, man kann einem Patienten mit der Blutgruppe AB alle Erykonzentrate geben, ohne daß es zu einer Hämolyse käme. Deshalb bezeichnet man die Blutgruppe AB auch als die Blutgruppe der **UNIVERSALEMPFÄNGER**.*

ⓒ Ein **UNIVERSALSPENDER** von Erykonzentraten müßte Erys haben, die möglichst wenig antigene Eigenschaften haben

➡ **DIE BLUTGRUPPE 0.**

- Patienten der Blutgruppe AB haben keine Antikörper im Serum,
  ➡ sie tolerieren Erys der Blutgruppe 0.

- Patienten mit der Blutgruppe A haben den Antikörper Anti-B im Serum; der Antikörper würde Erys mit dem Merkmal B (*AB- und B-Erys*) lysieren, aber auch die Erys der Blutgruppe 0 (*ohne Merkmal*) tolerieren.

- Patienten der Blutgruppe B haben den Antikörper Anti-A im Blut; dieser würde Erys der Blutgruppe AB und A lysieren, aber ebenfalls 0-Erys tolerieren.

- Patienten der Blutgruppe O haben Anti-A und Anti-B im Blut; sie würden Erys der Blutgruppen AB, A und B lysieren, aber ebenfalls 0-Erys tolerieren.

➡ Genauso wie man Menschen mit der Blutgruppe AB als Universalempfänger bezeichnen kann, kann man Menschen mit der Blutgruppe 0 als Universalspender bezeichnen.

ⓔ Die **BESONDERHEIT DES ABO-BLUTGRUPPEN-SYSTEMS** gegenüber den anderen Blutgruppensystemen, wie z. B. dem Rhesus-System liegt darin, daß auch bei Patienten, die nie einen falsche Bluttransfusion bekommen haben oder sonst wie in Kontakt mit fremdem Blut gekommen sind, **BEREITS ANTIKÖRPER VORLIEGEN** (*bei den Blutgruppen 0, A und B; AB hat keine Antikörper bezüglich dieses Systems*). Die Antikörper entstehen im ersten Lebensjahr als Reaktion auf resorbierte Nahrungsbestandteile oder Darmbakterien. Physiologisch ausgedrückt braucht also keine Sensibilisierung vorzuliegen.
Bei allen anderen Blutgruppensystemen, wie auch bei dem Rhesus-System werden die entsprechenden Antikörper erst gebildet, wenn der Körper in Kontakt mit fremdem Blut anderer Blutgruppenmerkmale in Kontakt gekommen ist. Bei einer rhesus-negativen Mutter kann dies der Fall sein, wenn bei der Geburt ihres ersten rhesuspositiven Kindes kindliches Blut in den mütterlichen Kreislauf übertritt. Das zweite rhesuspositive Kind ist nun erheblich gefährdet, da die Antikörper plazentagängig sind und die kindlichen Erys zersetzen können.

22) Welche Aussage ist richtig?

Die Thrombozyten haben folgende Aufgabe/Eigenschaften:

A) Abbau von alternden Erythrozyten
B) Fetttransport
C) Phagozytose
D) Transport von Bilirubin
E) Bildung des Faktors IX.

Antwort:

☒ Lösung C.

Eine interessante Frage, aber durchaus nicht ohne klinische Relevanz.

© Die **BLUTPLÄTTCHEN** entstehen aus Abschnürungen großer Zellen im Knochenmark, den **MEGAKARYOZYTEN**. *Sie haben also keinen Zellkern sind relativ klein, aber dennoch oho.*

Thrombozyten dienen in erster Linie der **BLUTGERINNUNG**, d. h. dem sicheren und schnellen Verschluß eines verletzten Gefäßes.
Sie enthalten Granula und Mikrotubuli, d. h. sie sind **KONTRAKTIL**.

Die Granula enthalten

- Serotonin und
- Histamin (*Entzündungsmediatoren, die eine Vasokonstriktion hervorrufen können*), sowie
- Lysosomen.

Thrombozyten sind einerseits selbst an der **PHAGOZYTOSE** beteiligt, andererseits aktivieren sie **MAKROPHAGEN**.

Die Kombination von Phagozytose und Blutstillung ist insofern sinnvoll, da ein verletztes Gefäß in den meisten Fällen mit einer Verletzung der Haut einhergeht, d. h. mit einer Kontaminationsgefahr. Thrombozyten sind klein und zahlreich, so daß anzunehmen ist, daß ein Thrombozyt der erste eintreffende Faktor am Ort der Verletzung ist.

Thrombozyten werden aktiviert durch

- **GERINNUNGSFAKTOREN** oder
- **KONTAKT ZU VERLETZTEN GEFÄSSWÄNDEN.**

Aktivierte Blutplättchen schütten ihre Inhaltsstoffe aus, die die **GERINNUNGSKASKADE** und die **MAKROPHAGENAKTIVITÄT** anregen, sowie die **AGGREGATION DER BLUTPLÄTTCHEN** untereinander ermöglichen.

Nach Abklingen der „Erste-Hilfe-Sequenz für verletzte Gefäßwände" stimulieren die Thrombozyten die **WUNDHEILUNG**, indem sie die **ZELLTEILUNG**, besonders von Bindegewebszellen anregen.

Sie können sich vorstellen, daß eine Verminderung der Aktivität oder der Anzahl der Thrombozyten vielfältige Auswirkungen haben kann.

Ⓐ **ALTERNDE ERYTHROZYTEN** werden in der **MILZ** abgebaut. Falls die Milz funktionsuntüchtig ist oder fehlt, kann das **KNOCHENMARK** diese Funktion übernehmen.

Ⓑ Der Fetttransport findet statt mit Hilfe der **LIPOPROTEINE.**

siehe Frage # 20

*Für Sie ist wichtig zu wissen, daß die **LDL** viel **CHOLESTERIN** enthalten;*

➡ *d. h. eine Erhöhung der LDL geht mit einem **ARTERIOSKLEROSERISIKO** einher.*

Ⓓ **BILIRUBIN** wird in der Milz gebildet bei Abbau von Erys, bzw. dem Hämmolekül. Bilirubin ist nicht besonders gut wasserlöslich; für solche Substanzen gibt es im **ALBUMIN** (*einem Bluteiweiß*) spezielle Transporttaschen.

Ⓔ Der **FAKTOR IX** ist ein plasmatischer Gerinnungsfaktor, der, wie viele Bluteiweiße, aus der **LEBER** kommt. Ein Fehlen des Faktors IX ist meist X-chromosomal rezessiv erblich und führt zur **HÄMOPHILIE.**

23) Welche Aussage ist richtig?

Das Blutplasma enthält ...

A) Erythrozyten, Leukozyten, Thrombozyten
B) Hormone, Elektrolyte, Glucose
C) Antikörper, Erythrozyten, Eiweiße
D) Thrombozyten, Eiweiße, Leukozyten
E) keine Aussage ist richtig.

Antwort:

☒ Lösung B.

Wie schon aus der Literatur bekannt, ist Blut ein besonderer Saft.

Physikalisch ist Blut eine **AUFSCHWEMMUNG VON ZELLEN.**
Wenn man, z. B. durch Zentrifugieren die zellulären Bestandteile abtrennt bleibt eine gelbliche Flüssigkeit als Überstand zurück,
➠ das **BLUTPLASMA.**
🕮 **siehe Frage # 18**

PLASMA ist also **BLUT** minus **ZELLULÄRE BESTANDTEILE** (*Erys, Leukos, Thrombos*).

BLUTPLASMA ist eine wäßrige Lösung, die aus

- ca. 7 gr% (*pro 100 ml*) **PROTEINE** besteht und
- ca. 1 gr% aus gelösten **KLEINMOLEKULAREN STOFFEN**, wie
  - Glucose,
  - Aminosäuren,
  - Harnstoff,
  - Elektrolyte etc.

Wenn im Lehrbuch davon gesprochen wird, daß ein Stoff im Blut „gelöst" vorliegt, ist er eigentlich im Plasma gelöst.

Wenn man frisches Blut stehen läßt, **GERINNT** es nach einiger Zeit (*5 bis 7 Minuten*). Es entsteht ein Gitter von Fibrinfäden, das sich in den absinkenden Zellen verfängt und damit mit nach unten gezogen wird.
➠ Der Überstand, der beim nativen (*nicht gerinnungshemmend behandelndem*) Blut beim Stehenlassen entsteht, ist frei von Gerinnungsfaktoren und heißt **SERUM.**
🕮 **siehe Frage # 45**

24) Welche Aussage/n ist/sind richtig?

Erythrozyten werden beim gesunden Erwachsenen gebildet ...

a) im roten Knochenmark
b) im gelben Knochenmark
c) in der Milz
d) in der Niere
e) in Fingerknochen

A) Nur Aussagen a ist richtig.
B) Nur Aussagen a und b sind richtig.
C) Nur Aussagen a, b und e sind richtig.
D) Nur Aussagen a, b, c und d sind richtig.
E) Nur Aussagen a und e sind richtig.

Antwort:

☒ Lösung E.

ⓐ Beim gesunden Erwachsenen bildet nur das **ROTE KNOCHENMARK** Blut.

ⓐ Während der Embryonalentwicklung konnte

- das kindliche Bindegewebe,
- die Leber und
- die Milz Blut bilden,

ab dem 8. Monat stellt die Milz, mit der Geburt stellt die Leber ihre Blutbildung ein.

Ab dem Geburtstermin bildet nur noch das **ROTE KNOCHENMARK** Erythrozyten. Beim Kind sind auch die langen **RÖHRENKNOCHEN** noch mit rotem Mark gefüllt; mit zunehmendem Alter werden die Blutbildungstätten in der Mitte der langen Röhrenknochen (*die Diaphysen*)mehr und mehr stillgelegt.

ⓑ Das rote, blutbildende Knochenmark wird umgewandelt in **GELBES FETTMARK**.

☞ Bei Bedarf können jedoch diese Bildungsstätten wieder reaktiviert werden.
Beim gesunden Erwachsenen befindet sich nur noch in den Enden der langen Röhrenknochen (*den **EPIPHYSEN***) und in den kleinen und **PLATTEN KNOCHEN** rotes Knochenmark.

ⓔ Außer den

- Gelenksbereichen der Röhrenknochen

wären also **BEISPIELE** für blutbildende Knochen

- die Knochen des Beckenkamms,
- das Sternum,
- die Schädelknochen,
- die Wirbelkörper und auch
- die Finger- und Zehenknochen.

ⓓ Die **NIERE** bildet kein Blut.
Sie regelt die Konzentration der Erys im Blut über das Hormon **ERYTHROPOETIN**.

25) Welche Aussage ist richtig?

Retikulozyten ...

A) sind unreife Leukozyten
B) sind granulierte Erythrozyten
C) sind Phagozyten
D) sind normalerweise in einer Konzentration von 2 % im Blut nachweisbar.
E) sind immer pathologisch.

Antwort:

☒ Lösung B.

Ⓑ **RETIKULOZYTEN** sind **ERYTHROZYTEN** mit einer feinen netzförmigen Zeichnung (*Retikulum* = *Netz*). Dieses Netz besteht aus kleinen Pünktchen (*Granula*), die sich bei näherem Hinsehen als Reste von Ribosomen aus der Zeit der Häm-Bildung entpuppen.
Retikulozyten sind Erys, die 1 bis 4 Tage zu früh im Blut auftauchen; man kann sie als **JUGENDFORMEN** oder **UNREIFE ERYS** bezeichnen.

🕮 **siehe Frage # 8**

Ⓓ Ihre Konzentration beträgt normalerweise unter 2 ‰µl.

Ⓔ Wenn die Konzentration höher ist als erwartet, kann man schließen, daß eine „Notsituation" vorliegt: z. B. ein **BLUTVERLUST**. Retikulozyten sind aber keinesfalls immer pathologisch.

Ⓐ Aus der Gruppe der „unreifen", frühen Formen der **LEUKOS** sollten Sie die **STABKERNIGEN** unter den neutrophilen Granulozyten kennen.

🕮 **siehe Frage # 2 und 10**

Ⓒ **PHAGOZYTEN** sind Zellen, die **FRESSEN** (*phagozytieren*) können.

☞ *Von diesen sollten Sie die **GRANULOZYTEN** und die **MONOZYTEN** (und die aktivierte Form der Monozyten, die **MAKROPHAGEN**) kennen.*

26) Welche Aussage ist richtig?

Ein normaler Hämatokrit bei einem gesunden jungen Mann ...

A) beträgt 20 %
B) beträgt 45 %
C) beträgt 65 %
D) ist abhängig von der Eiweißzufuhr
E) ist abhängig von der Nierenfunktion.

Antwort:

☒ Lösung B.

Der **HÄMATOKRIT** ist der (*prozentuale*) **ANTEIL DER ZELLEN** am gesamten Blutvolumen.

siehe Frage # 18

Zur Bestimmung des Hämatokrit **ZENTRIFUGIERT** man ungerinnbar gemachtes Blut in Kapillarröhrchen. Dadurch setzen sich die schwereren Zellen unten ab und man kann den Hämatokrit einfach ablesen:
Für diejenigen, die's gerne kompliziert mögen: die gesamte Länge des Röhrchens ist 100 %, der Blutzellenquotient errechnet sich aus 100 x gemessene Länge der Blutzellensäule/Gesamtlänge des Kapillarröhrchens.

➡ Der Anteil der Blutzellen ist von **SAUERSTOFFBEDARF**, bzw. von der **MUSKELMASSE** im Körper abhängig.

Ⓑ Ein gesunder junger **MANN** (*mit vielen Muskeln*) weist einen **HÄMATOKRIT VON 44 - 46 %** auf, eine gesunde junge **FRAU** etwas weniger, nämlich ca. **41 - 43 %.**

Ⓐ Wenn ein Patient einen **HÄMATOKRIT VON 20** hätte, würde er vermutlich nicht mehr zu Ihnen kommen; er wäre höchstens gebracht (*getragen*) worden. Er müßte einen gewaltigen **BLUTVERLUST** erlitten haben, wobei der Hypophysenhinterlappen sehr viel ADH ausgeschüttet hätte, um den Volumenverlust zu kompensieren.

Ⓒ Ein **HÄMATOKRIT VON 65** kommt vor bei der sog. **POLYGLOBULIE.**
Diese Krankheit kann z. B. entstehen, wenn das **ERYTHROPOETIN** aus der Niere sehr ansteigt.
Man kann also bei allen (*schwereren*) Nierenerkrankungen entweder

- eine **ANÄMIE** (*Fehlen von Erythropoetin*) oder
- eine **POLYGLOBULIE** (*zuviel Erythropoetin*) erwarten.

Eine weitere Ursache für eine Vermehrung des roten Zellvolumens ist die **UNTERVERSORGUNG DER PERIPHERIE MIT SAUERSTOFF**. Das kann z. B. bei einem Aufenthalt im **GEBIRGE** der Fall sein, bei **LUNGENFUNKTIONSSTÖRUNGEN** oder bei **HÄMOGLOBINOPATHIEN** (*Thalassämie, Sichelzellenanämie*).

☞ Bei einem zu hohen Hämatokrit ist immer eine **THROMBOSEGEFAHR** gegeben, außerdem liegt, durch das „eingedickte" Blut eine vermehrte **HERZBELASTUNG** vor (*koronare Herzkrankheit!*).

Ⓓ Die **EIWEISSZUFUHR** hat mit den Blutzellen direkt nichts zu tun.
Eine vermehrte Eiweißzufuhr ist kontraindiziert bei Nierenfunktionsschäden, eine verminderte Eiweißzufuhr führt zu Funktionseinbußen innerhalb einer Zelle. Die Konzentration der Bluteiweiße ist aber nicht linear abhängig von der Eiweißzufuhr.

Ⓔ Wenn man tatsächlich einen **GESUNDEN** jungen Mann vor sich hat, kann die Nierentätigkeit durchaus Schwankungen im Rahmen des physiologischen aufweisen, **OHNE** daß sich der Hämatokrit ändert.

☠ Wenn man jedoch unseren Probanden krank werden läßt (*z. B. an einer Glomerulonephritis*), kann man eventuell Veränderungen am Hämatokrit feststellen.

➡ Da die **KONZENTRATIONSFÄHIGKEIT DER NIERE** als erstes geschädigt wird, kommt es zu einer vermehrten Ausscheidung von Wasser (***DIURESE***) und damit zu einem Anstieg des Hämatokrits bei einer beginnenden Niereninsuffizienz.
Wenn die Niereninsuffizienz manifest geworden ist, stellt man jedoch eine **ANÄMIE** fest (*Absinken des Erythropoetinspiegels*).

27) Welche Aussage/n ist/sind richtig?

Bildungsstätte der Leukozyten beim Erwachsenen ist ...

a) das rote Knochenmark
b) die Niere
c) die Leber
d) die Lymphknoten
e) das gelbe Knochenmark

A) Nur Aussage a ist richtig.
B) Alle Aussagen sind richtig.
C) Nur Aussagen d und e sind richtig.
D) Nur Aussagen a, c, d und e sind richtig.
E) Nur Aussagen a und d sind richtig.

Antwort:

☒ Lösung E.

ⓐ Alles, was im Blut nach **ZELLE** oder **ZELLABSCHNITT** (*Thrombos*) aussieht, stammt zunächst aus dem aktiven, dem **ROTEN KNOCHENMARK.**
Ähnlich wie fast alles, was im Blut schwimmt und nach Eiweiß aussieht, aus der ***LEBER*** *kommt.*

ⓔ Erinnern Sie sich, das **GELBE KNOCHENMARK,** das **FETTMARK,** ist quasi stillgelegtes Knochenmark. Das Fett fungiert als Platzhalter wenn, im Falle eines Falles, die Stammzellen sich hier wieder einnisten wollen.

➡ Bei Knochenmarkserkrankungen kann das gelbe Knochenmark wieder aktiv werden, d. h. sich in rotes Knochenmark umwandeln. Eine **BLUTZELLBILDUNG** findet aber immer nur im roten Knochenmark statt.
Das rote Knochenmark ist deshalb rot, weil hier viel Blut fließt!

ⓓ Bei den **LYMPHOZYTEN** (*sie sind ja auch im Blut und zählen damit zu den Blutzellen*) liegt der Fall etwas anders: sie werden im **KNOCHENMARK** gebildet, werden dann

- im **THYMUS** (*T-Lymphos*) oder im
- **KNOCHENMARK** (*B-Lymphos*)

geprägt und wandern dann in die **LYMPHATISCHEN GEWEBE** aus. Im Fall einer Infektion können sich die dort ansässigen Lymphozyten sehr stark vermehren, so daß für die **LYMPHOZYTEN** das Postulat zutrifft, daß sie sowohl im Knochenmark als auch in den **LYMPHATISCHEN GEWEBEN** gebildet werden.

ⓑ Die **NIERE** bildet beim Erwachsenen keine Erythrozyten. Sie regelt lediglich über das Hormon **ERYTHROPOETIN** den Bestand der Erythrozyten.

ⓒ Auch **LEBER** (*und MILZ*) bilden nach der Geburt keine Blutzellen mehr. Die Milz stellt ihre blutbildende Tätigkeit im 8. Monat ein, die Leber etwa zum Zeitpunkt der Geburt.

28) Welche Aussage ist richtig?

Eine Leukozytose ...

A) bezeichnet eine Verminderung der Leukozytenzahl gegenüber der Norm
B) ist eine Leukämie
C) bezeichnet eine krankhafte Veränderung einzelner Leukozyten
D) liegt z. B. bei der Papageienkrankheit vor
E) bezeichnet eine überschießende Reaktion der Abwehr

Antwort:

☒ Lösung D.

Eine **LEUKOZYTOSE** ist eine deutliche **VERMEHRUNG DER LEUKOZYTEN** über die Norm:

ÜBER 10.000 ZELLEN/µL.

Ⓓ Bei **INFEKTIONSKRANKHEITEN**, die mit einer starken Stimulierung der Abwehr einhergehen, erwartet man auch ein Ansteigen der Leukozyten, z. B. bei der Ornithose.

Andere Ursachen wären eine

- Pankreatitis,
- Herzinfarkt,
- Lungenembolien,
- Hirnblutungen oder
- Epilepsie.

Ⓐ Eine **VERMINDERUNG DER LEUKOZYTEN** unter 4000 Zellen/µl bezeichnet man als **LEUKOPENIE**.

☞ Mögliche Ursachen wären

- Typhus (*prüfungsrelevant!!*),
- Knochenmarkstumore,
- andere Schädigungen (*Alkohol z. B.*) oder
- Vitamin B_{12}-Mangel.

Ⓑ Eine **LEUKÄMIE** geht nicht immer mit einer Vermehrung von Leukozyten im Blut einher.
Als Leukämie bezeichnet man lediglich eine **NEOPLASTISCHE ENTARTUNG VON BLUTBILDENDEN ZELLEN**. Diese Zellen können sich z. B. nur als **TUMORE** im Knochenmark, in der Haut. etc. manifestieren.

☞ Nur die chronischen Leukämieformen gehen mit einer Leukozytose (*mit Werten bis zu 500.000 Zellen/µl*) einher.

Ⓒ Eine krankhafte **VERÄNDERUNG EINZELNER LEUKOZYTEN** liegt bei Bildungsstörungen der weißen Blutzellen vor:

- bei einer Leukämie,
- bei Erkrankungen des lymphoretikulären Systems oder
- bei den myeloproliferativen Syndromen.

So werden z. B. die Non-Hodgkin-**LYMPHOME** nach dem Aussehen der entarteten Zellen klassifiziert.

Ⓔ Eine **ÜBERSCHIESSENDE REAKTION DER ABWEHR** ist eine **ALLERGIE**. Hier sieht man weniger eine Lymphozytose im Blut als vielmehr eine Erhöhung der **EOSINOPHILEN** und des **IG E**.

29) Welche Aussage/n ist/sind richtig?

a) Der Mensch besitzt 4 bis 6 Liter Blut.
b) Das Blutvolumen beträgt ca. 8 % des Körpergewichts (*ca. 1/12*).
c) Das Blutvolumen ist abhängig von der Muskelmasse.
d) Männer haben (*prozentual*) mehr Blut als Frauen.
e) Blut ist an der Wärmeregulation beteiligt.

A) Alle Aussagen sind richtig.
B) Nur Aussagen a und d sind richtig.
C) Nur Aussagen a, c und e ist richtig.
D) Nur Aussagen a, b und d ist richtig.
E) Nur Aussage a ist richtig.

Antwort:

☒ Lösung A.

Das **BLUTVOLUMEN** ist abhängig von der **KÖRPERMASSE**. Viele Zellen haben mehr Stoffumsatz als wenige Zellen.

ⓑ Das **BLUTVOLUMEN** berechnet sich daher aus der **KÖRPERMASSE**:

8 % oder **1/12**
(*im Rahmen der medizinischen Genauigkeit ist das etwa dasselbe*).

ⓐ Bei einem 75 kg schweren Menschen ergäbe sich rechnerisch ein **BLUTVOLUMEN** von **6 LITER**; bei einem 50 kg schweren Menschen ergäbe sich **4 LITER**.

ⓒ Je größer der Stoffumsatz im Körper ist, desto mehr Blut muß zur Verfügung stehen. Da **MUSKELGEWEBE** in seiner Aktivität sehr unterschiedlich ist, kann man formulieren:
➡ je mehr Muskelmasse vorhanden ist, desto mehr Blut ist im Umlauf.

ⓓ Deshalb haben **MÄNNER** prozentual mehr Blut als Frauen.
Für Nichtmathematiker: bei gleichem Körpergewicht haben Männer mehr Blut als Frauen.

ⓔ Blut ist allgemein ein **TRANSPORTMEDIUM**. Blut bringt Sauerstoff und Nährstoffe in die Zellen und Kohlendioxid und Schlackenstoffe zu den Ausscheidungsorganen.
Ebenso ist Blut an der **WÄRMEREGULATION**, an der Konstanterhaltung der Körperkerntemperatur beteiligt. Da die Leber sehr stoffwechselaktiv ist, wird hier viel Wärme produziert. Das Blut in den Vv. hepaticae kann bis zu 40 °C erreichen. Um dieses Blut wieder abzukühlen, wird es in die Akren (*Fingerspitzen, Nase, Ohren*) geleitet.
Klinischer Bezug: im Zustand der Dehydratation wird das Blut zentralisiert, d. h. nicht in die Peripherie geleitet. Dadurch steigt langsam die Körperkerntemperatur an; man spricht in diesem Fall vom „**DURST-FIEBER**“.

30) Welche Aussage/n ist/sind richtig?

Folgende Organe können Blut speichern:

a) Leber
b) Niere
c) Unterhaut
d) Milz
e) Lunge

A) Alle Aussagen sind richtig.
B) Nur Aussagen a, d und e sind richtig.
C) Nur Aussage b und d sind richtig.
D) Nur Aussage d ist richtig.
E) Nur Aussagen b und c sind richtig.

Antwort:

☒ Lösung B.

Manche Organe können ihre Durchblutung nach Bedarf regeln. Die Regelung der Durchblutung erfolgt durch die Regelung des Zu- und Abstroms. Theoretisch besteht bei solchen Organen die Möglichkeit,

- den **ZUSTROM** zu öffnen (*Arteriolen auf*) und
- den **ABSTROM** zu drosseln (*Venolen zu*).

Damit ist das Blut „gefangen" und kann erst bei Bedarf wieder in den Körper zurückgegeben werden.

Faktisch kann Blut in folgenden Organen **GESPEICHERT** werden:

❶ im Knochenmark
ⓓ ❷ in der Milz
ⓐ ❸ in der Leber
ⓔ ❹ in der Lunge.

Die **LEBER** und die **MILZ** sind die **PHYSIOLOGISCHEN BLUTSPEICHER** und können bis zu einem halben Liter Blut speichern.
☞ Bei Bedarf kann sich sowohl die Milz- als auch die Leberkapsel (*etwas*) kontrahieren;
➡ man verspürt **SEITENSTECHEN**.

ⓑ Die **NIERE** kann kein Blut speichern; sie kann nur durch Ausschütten des **ERYTHROPOETINS** das rote Blutvolumen zu erhöhen.

ⓒ Das Unterhautgewebe hat mit Blut eigentlich gar nichts zu tun. Lediglich die blauen Flecke (*meist auf Höhe der Nachtkästchenkante*) befinden sich im Unterhautgewebe.

31) Welche Aussage ist richtig?

Die Kettenreaktion der Blutgerinnung läuft in folgender Reihenfolge ab:

A) Calcium➡Thrombokinase➡Thrombin➡Fibrinogen➡Fibrin

B) Thrombokinase➡Calcium➡Prothrombin➡Thrombin➡Fibrinogen➡Fibrin

C) Thrombokinase➡Fibrinogen➡Fibrin➡Prothrombin➡Thrombin

Antwort:

☒ Lösung A.

Gottseidank waren hier nur 3 Lösungsmöglichkeiten angegeben; damit steigt die Ratechance schon auf 33 %.

Es ist sicherlich nicht Sinn der Sache, daß Sie vor der Prüfung die Gerinnungskaskade auswendig lernen. *Wenn Sie was lernen wollen, lernen Sie die HP-Gesetze.*

Sie sollten aber wissen, daß das **GRUNDSCHEMA DER GERINNUNG** aus 3 verschiedenen Phasen besteht:

① die **AKTIVIERUNGSPHASE.**
In dieser Phase wird von dem Enzym **THROMBOKINASE** (*aus den Thrombozyten*) unter Zuhilfenahme von **CA-IONEN** aus **PROTHROMBIN THROMBIN** gebildet. (*Prothrombin ist der Gerinnungsfaktor 2*).

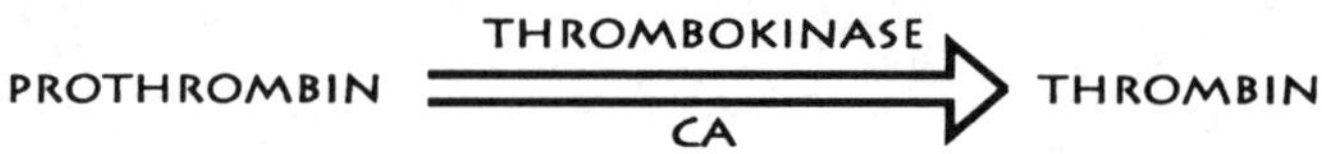

② Die **KOAGULATIONSPHASE.**
Hier wird von dem Enzym Thrombin aus Fibrinogen **FIBRIN** gebildet .
Fibrin ist der Gerinnungsfaktor 1.

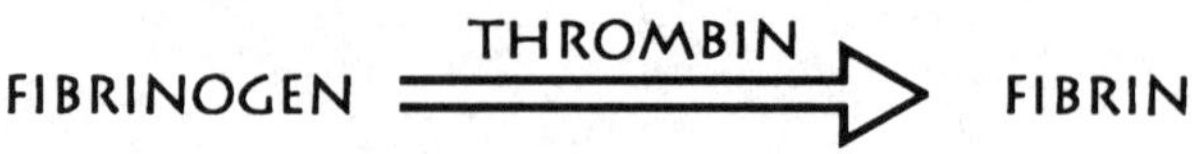

③ Die **RETRAKTIONSPHASE.**
In dieser Phase wird das gebildete Fibrin fest und stabilisiert den **THROMBUS.**

☞Noch ein Wort zum Verständnis: **GERINNUNG** ist nicht das Selbe wie **BLUTSTILLUNG**.

Die **BLUTSTILLUNG** verläuft auch in 3 Phasen:

➊ die **THROMBOZYTENADHÄSION**.
Es kommt durch eine Vasokonstriktion und die Adhäsion von Thrombozyten zunächst zu einem **WEISSEN ABSCHEIDUNGSTHROMBUS**. Die Adhäsion der Thrombozyten wird induziert durch den Kontakt der Blutplättchen mit verletzten Endothelzellen. Es werden Inhaltsstoffe der Thrombos freigesetzt (*z. B. Calcium und Thrombokinase*), die die Gerinnung in Gang setzen können.

➋ Die **GERINNUNGSPHASE** (*siehe oben*).
In der Gerinnungsphase wird aus Eiweißen, die im Plasma nachweisbar sind (*Gerinnungsfaktoren*), ein Netz aus **FIBRIN** gebildet. Der weiße Abscheidungsthrombus wandelt sich in einen stabileren **ROTEN ABSCHEIDUNGSTHROMBUS** um.

➌ Die **NACHGERINNUNGSPHASE**.
Innerhalb von Stunden ziehen sich die Fibrinfäden zusammen, so daß der relativ weiche Blutkuchen jetzt in einen festen **BLUTPFROPF** umgewandelt wird. Dadurch werden die Wundränder zusammengezogen und bessere Ausgangsbedingungen für die Wundheilung geschaffen.

Wichtig für Sie ist zu wissen: eine vernünftige Blutstillung braucht 3 „Mitarbeiter“:

- das System der **ENDOTHELZELLEN** (*Extrinsisches System*),
- das System der **GERINNUNGSFAKTOREN** (*Intrinsisches System*) und
- das System der **THROMBOZYTEN**.

Alle 3 Systeme greifen ineinander ein; wenn ein Schritt unteroptimiert ist, ist die Blutstillung in mindestens einer der 3 Phasen gestört (*verlängert*).

☞*Jede Kette ist so stark wie ihr schwächstes Glied!*

32) Welche Aussage/n ist/sind richtig?

Ursache einer erhöhten Blutungsneigung können sein:

a) Eisenmangel
b) Thrombopenie
c) Schock
d) Vitamin - K - Mangel
e) Leberzirrhose

A) Alle Aussagen sind richtig.
B) Nur Aussagen a und b sind richtig.
C) Nur Aussagen b, c, d und e sind richtig.
D) Nur Aussagen a, d und e sind richtig.
E) Nur Aussage b ist richtig.

Antwort:

☒ Lösung C.

Das Fremdwort für eine erhöhte Blutungsneigung heißt **HÄMORRHAGISCHE DIATHESE.**

Hämorrhagische Diathesen können prinzipiell auftreten bei

- Störungen der **GEFÄSSWAND**
- Störungen der **THROMBOZYTEN**
- Störungen im System der **PLASMAPROTEINE** (*Gerinnungsfaktoren*).

- Beispiele für eine **VASKULÄRE HÄMORRHAGISCHE DIATHESE** wären z. B. **ALLERGISCH** bedingte Hautblutungen. Bei der allergischen Reaktion kommt es zu einer **VASKULITIS** (*Gefäßentzündung*) und damit zu meist punktförmigen Austritten von Blut in die Haut (*Purpura Schönlein-Henoch nach Medikamentengabe, Infektionen, Impfungen*).

- Beispiele für **THROMBOZYTÄRE HÄMORRHAGISCHE DIATHESEN** sind Veränderungen der **THROMBOZYTENANZAHL.**

ⓑ Wenn die Konzentration der Thrombos unter 50.000/µl (***THROMBOPENIE***) oder über 450.000/µl (***THROMBOZYTOSE***) liegt ist mit einer Veränderung des Gerinnungsablaufs zu rechnen. Auch bei hoher Konzentration der Thrombos kann es zu Blutungen kommen, da bei einer zu raschen Bildung die Thrombos oft unzureichend mit Enzymen etc. ausgestattet sind.

- Beispiele für **PLASMATISCHE HÄMORRHAGISCHE DIATHESEN** sind die **HÄMOPHILIE A** und die **HÄMOPHILIE B**.

ⓓ Eine weitere Möglichkeit wäre ein **VITAMIN K-MANGEL**. Die Gerinnungsfaktoren 2, 7, 9 und 10 benötigen zu ihrer Synthese **VITAMIN K**.
Der natürliche Vitamin-K-Mangel ist relativ selten; man kann aber, im Rahmen einer **ANTIKOAGULANTIENTHERAPIE** (*Marcumar; nach Herzinfarkt z. B.*) einen künstlichen Vitamin-K-Mangel hervorrufen.

ⓔ Da Gerinnungsfaktoren in der Leber synthetisiert werden, kann es bei **LEBERSCHÄDEN** zu Gerinnungsstörungen kommen. Besonders deutlich sind die Gerinnungsstörungen bei der **ALKOHOLISCHEN LEBERZIRRHOSE**, da hier zusätzlich eine alkoholtoxische Knochenmarksschädigung vorliegt.

ⓒ Auch im **SCHOCK** kommt es zu Gerinnungsstörungen. Sie erinnern sich: als Schock bezeichnet man eine Umverteilung des zirkulierenden Bluts auf die zentralen Organe Herz, Lunge und Gehirn. In allen anderen Organen steht das Blut und gerinnt nach einiger Zeit. Man nennt es das **DIC-SYNDROM**:

Disseminierte
Intravasale
Coagulation;

Dadurch werden Gerinnungsfaktoren verbraucht (*man spricht auch von einer **VERBRAUCHSKOAGULOPATHIE***) und es kommt zu vermehrten Blutungen, je länger der Schockzustand andauert.
📖 **siehe Amtsarztfragen HERZ/KREISLAUF VORKLINIK**

ⓐ Eine **EISENMANGELANÄMIE** geht mit einer Verminderung der **HÄMSYNTHESE** einher. Dadurch wird der **SAUERSTOFFTRANSPORT** in die Peripherie vermindert; die Gerinnung ist nicht primär betroffen.

33) Unter welchen Bedingungen entsteht eine Thrombose?

Antwort:

☒ Stase,
☒ Änderung der Blutzusammensetzung,
☒ Wandschäden.

Eine Thrombose entsteht nach der **VIRCHOW'SCHEN TRIAS**

- Stase,
- Veränderung der Blutzusammensetzung
- Wandschaden des betreffenden Gefäßes.

- Eine **STASE** ist eine **STRÖMUNGSVERLANGSAMUNG.**
  Die Strömung im Gefäß wird z. B. dann langsamer, wenn der **GEFÄSSDURCHMESSER** zunimmt ...

  ➡ **VARIZEN.**

  Eine weitere Möglichkeit ist der allgemein verlangsamte venöse Rückstrom; z. B. beim längeren **LIEGEN** in den Beinvenen.

📖 **siehe Amtsarztfragen HERZ/KREISLAUF KLINIK.**

- Eine **VERÄNDERUNG DER BLUTZUSAMMENSETZUNG** ist z. B. eine erhöhte Konzentration von Gerinnungsfaktoren. So werden z. B. bei der **GEBURT** (*Plazentalösung*) vermehrt Gerinnungsfaktoren ins Blut abgegeben, ebenso bei Operationen oder Kontusionen der **MILZ** (*die Milz ist ein Thrombozyten- und Gerinnungsfaktorenspeicher*).

- Ein **WANDSCHADEN** des betreffenden Gefäßes kann hervorgerufen werden durch **ENTZÜNDUNGEN,** Traumata etc.

☞ *Deshalb soll man ja auf einer Krampfader keine Manipulationen (Massagen, Blutegel, Haarentfernung etc.) vornehmen.*

Eine künstliche Wandschädigung wird beispielsweise bei der **KRAMPFADERVERÖDUNG** induziert.

Ein **THROMBUS** kann durch sog. fibrinolytische Enzyme wieder **AUFGELÖST** werden. Beim Menschen heißt dieses Enzym

- **PLASMINOGEN**.

Andere Enzyme sind

- die Streptokinase (*wird von Streptokokken gebildet*) oder
- die Urokinase (*im Urogenitaltrakt nachweisbar*).

34) Welche Aussage/n ist/sind richtig?

Folgende Zeichen/Befunde können bei einer Hämolyse anzutreffen sein:

a) erhöhte Retikulozytenzahl
b) verlängerte Erythrozytenüberlebenszeit
c) erhöhtes indirektes Bilirubin im Blut
d) positiver Coombs-Test
e) Bilirubin im Urin nachweisbar

A) Alle Aussagen sind richtig.
B) Nur Aussagen a, c, d und e sind richtig.
C) Nur Aussagen a, b und e sind richtig.
D) Nur Aussagen c und d sind richtig.
E) Nur Aussagen a und d sind richtig.

Antwort:

☒ Lösung B.

ⓑ **HÄMOLYTISCHE ANÄMIEN** sind allgemein durch einen erhöhten und **BESCHLEUNIGTEN ERYTHROZYTENABBAU** gekennzeichnet.

➠ In der Folge werden schneller Erythrozyten aus dem Knochenmark ins Blut abgegeben und man sieht vermehrt **FRÜHFORMEN**:

ⓐ
- die **RETIKULOZYTEN**.

ⓒ Es fallen vermehrt **ABBAUPRODUKTE** des Häm an: das **INDIREKTE BILIRUBIN** (*das nicht-konjugierte*).

☠ Es ist möglich, daß bei hämolytischen Anämien vermehrt **GALLENSTEINE** auftreten.

ⓔ Falls die Leber das **INDIREKTE BILIRUBIN** nicht schnell genug umsetzen kann, erscheint es im **URIN**.

☞ *Nicht verwechseln mit Urobilinogen: indirektes Bilirubin stammt aus dem Eryabbau, Urobilinogen stammt aus dem Darm.*

Man unterscheidet:

- die **NORMOCHROME HÄMOLYTISCHE ANÄMIE** mit z. T. krisenhafter Hämolyse (*z. B. bei Malaria oder Blutgruppenunverträglichkeit*)
- die **KUGELZELLENANÄMIE** (*angeboren*)
- der **FAVISMUS** (*angeboren; Hämolyse nach dem Genuß von Bohnen oder bestimmten Medikamenten*)
- die **THALASSÄMIE** (*angeboren; fehlerhafte Hämoglobinkette*)
- die **SICHELZELLENANÄMIE** (*angeboren; fehlerhaftes Hämoglobin*)
- oder **KÄLTE-** und **WÄRMEANTIKÖRPER**.

ⓓ Antikörper, die gegen Erythrozyten gerichtet sind, weist man mittels des **COOMBS-TESTS** nach. Dieser Test erfaßt auch inkomplette Antikörper.

35) Ein Patient, der sich gestern an einem Kaktusdorn an der Fingerkuppe verletzt hat, hat heute eine schmerzhafte rote Linie am Unterarm.

Welche Aussage ist richtig?

Es handelt sich wahrscheinlich um ...

A) eine Sepsis
B) eine Gasbrandinfektion
C) eine Lymphangiitis
D) eine Blutvergiftung
E) eine Thrombophlebitis.

Antwort:

☒ Lösung C.

Ⓒ Die berühmte „Blutvergiftung“ des Volksmunds ist ein Ammenmärchen.
Pathophysiologisch handelt es sich bei dem roten Streifen auf der Haut um eine Entzündung der Lymphgefäße, eine **LYMPHANGIITIS**. Bei intakter Abwehr werden die eingedrungenen Keime am nächsten Lymphknoten aufgehalten (*wie bei jeder normalen Infektion*).

ⒹⒶ Eine **BLUTVERGIFTUNG** ist eigentlich eine **SEPSIS**. Wie Sie aber wissen, erkennt man eine Sepsis an ausgeprägten Schwankungen der **KÖRPERTEMPERATUR**, nie an einem Strich auf der Haut. Außerdem ist der Sepsispatient **SCHWERST KRANK**.

🕮 **siehe Amtsarztfragen MIKROBIOLOGIE/HYGIENE**

Ⓑ Eine **GASBRANDINFEKTION** wäre zwar bei einer Verletzung durch einen Kaktusdorn theoretisch möglich, der klinische Verlauf ist aber völlig anders:

- starke Schmerzen,
- ausgeprägte Ödembildung,
- Fieber,
- Unruhe;

also Zeichen einer Allgemeininfektion ...

➠ Intoxikation ☠

Ⓔ Eine **THROMBOPHLEBITIS** ist eine Entzündung oberflächlicher Venen.
Man sieht einen **ROTEN, ENTZÜNDETEN, VERDICKTEN, SCHMERZHAFTEN VENENSTRANG** (*meist etwas geschlängelt*).
Eine Thrombophlebitis geht normalerweise eine Schädigung des Wandepithels des Vene voraus; eine Verletzung am Kaktusdorn an der Fingerbeere reicht hier nicht aus.

🕮 **siehe Amtsarztfragen HERZ/KREISLAUF KLINIK**

36) Welche Aussage ist richtig?

Erythrozyten haben ...

A) einen basophilen
B) einen getüpfelten Kern
C) einen neutrophilen Kern
D) einen roten Kern
E) keine Aussagen trifft zu.

Antwort:

☒ Lösung E.

Ja. es gibt auch leichte Fragen.

Natürlich haben Erythrozyten **KEINEN** Kern. Der Kern wird gegen Ende der Zellreifung ausgestoßen.

Der besseren Vorstellung halber können Sie sich klarmachen, daß dort, wo bei der normalen Zelle der Kern sitzt, jetzt eine Delle in der Zelle ist; dadurch kommt die bikonkave Form des Erythrozyten zustande. Diese Form ist notwendig, damit der Erythrozyt genügend **VERFORMBAR** ist.

☞ *Schauen Sie sich doch mal Bilder an, wie sich ein Erythrozyt durch die Kapillaren quetschen muß!*

Da der Erythrozyt keinen Kern hat, kann er auch nicht mehr flexibel auf Veränderungen seiner Umgebung (*Blutmilieu*) reagieren. Falls im Plasma Veränderungen stattfinden (*Säure-Basen-Gleichgewicht z. B.*) kann es relativ leicht zu einem Platzen der Erythrozyten (***HÄMOLYSE***) kommen.

37) Welche Aussage/n zur Kohlenmonoxidvergiftung ist/sind richtig?

a) das Blut hat eine kirschrote Farbe
b) Kohlenmonoxid ist im Blut von Rauchern nachweisbar.
c) Kohlenmonoxid hat eine stärkere Bindung ans Häm als Sauerstoff.
d) Kohlenmonoxid entsteht bei unvollständiger Verbrennung.
e) Kohlenmonoxid verursacht die Methämoglobinämie.

A) Alle Aussagen sind richtig.
B) Nur Aussagen a, b, c und d sind richtig.
C) Nur Aussagen c und e sind richtig.
D) Nur Aussagen a, d und e sind richtig.
E) Nur Aussagen b, c und e sind richtig.

Antwort:

☒ Lösung B.

*Das war die kalte Dusche auf die **Frage # 36**.*

ⓓ **KOHLENMONOXID** (CO) entsteht bei unvollständiger **VERBRENNUNG**, also fast immer bei Verbrennungsvorgängen.

☞ *Früher gab es Todesfälle an Kohlenmonoxidvergiftungen, weil man im Winter nachts im Schlafzimmer den Ofen auf kleiner Flamme brennen ließ. Diese Menschen sind dann z. T. morgens nicht mehr aufgewacht. Tja, eine Zentralheizung hat schon Vorteile.*

ⓐ Das Blut von Menschen, die an einer CO-Vergiftung verstorben waren, war deutlich heller rot (***KIRSCH-ROT***). Die Blutfarbe konnte als differentialdiagnostisches Kriterium herangezogen werden.

ⓑ Wenn man den alten Zeiten nachtrauert, aber keinen Kachelofen besitzt, den man nachts brennen lassen kann, kann man auch heute noch in den (*abgeschwächten*) Genuß einer chronischen CO-Vergiftung kommen:

➠ das **RAUCHEN**.

Im Tabak sind eine Vielzahl interessanter Stoffe enthalten (*im Prinzip das ganze Krebs-Ätiologie-Register rauf und runter*) unter anderem auch Kohlenmonoxid.

Pathophysiologisch läuft bei einer CO-Vergiftung folgendes ab: das CO konkurriert mit dem Sauerstoff um den Bindungsplatz am Häm-Molekül und gewinnt haushoch dabei.

ⓒ Etwas weniger salopp ausgedrückt: die **BINDUNGSAFFINITÄT** von CO ist ungefähr 300 mal so hoch wie die von Sauerstoff.

Das bedeutet, daß jetzt **WENIGER SAUERSTOFF** in die Peripherie transportiert werden kann und ferner, daß einmal besetzt Plätze auf dem Hämmolekül nicht mehr wieder freigegeben werden.

Als Notfallmaßnahme muß man einen CO-Vergifteten mit **SAUERSTOFFÜBERDRUCK** beatmen.

(e) Die Methämoglobinämie ist etwas anderes.

Normalerweise liegt das Eisen im Häm als Fe^{2+} vor. Das Eisenion hat aber von sich aus die Tendenz, ins Fe^{3+} umzuspringen. Der Erythrozyt muß ständig Energie aufbringen, da Eisen als Fe^{2+} zu erhalten. Wenn der Erythrozyt irgendwie in einen Status des Energiedefizits kommt, entsteht vermehrt Fe^{3+}, das **MET-HÄMOGLOBIN**.

Methämoglobin bindet den Sauerstoff nicht so stark wie Fe^{2+}; es kommt zur **UNTERVERSORGUNG DER PERIPHERIE.**

Eine Methämoglobinämie ist (*theoretisch*) sichtbar:

☞ das Blut ist violett.

38) Wie stillen Sie eine Varizenblutung?

Antwort:

☒ Durch einen Kompressionsverband.

Eine **VARIZEN-(*KRAMPFADER*-)BLUTUNG** ist deshalb ein besonderer Notfall, da Krampfadern meistens in der **BADEWANNE** zu bluten anfangen. Das Blut färbt das Badewasser und der verstörte Patient meint dann, er habe 80 Liter Blut verloren. Hinzu kommt natürlich auch noch, daß sich rigide Gefäße nicht so schnell zusammenziehen können wie gesunde Gefäße, so daß die Blutung etwas länger anhält.

siehe Amtsarztfragen HERZ/KREISLAUF KLINIK

Das Vorgehen ist bei jeder Blutung das Gleiche:

- **KOMPRESSIONSVERBAND**; wenn Sie sich in puncto Notfallmedizin nicht sicher sind, können Sie den Patienten immer noch in die Klinik schicken. (*Das ist zwar formal nicht falsch, bei Prüfungen will der Amtsarzt jedoch das NICHT hören!*)
- Wenn die Blutung zu stehen gekommen ist (*spätestens nach 15 Minuten*), den **DRUCKVERBAND VORSICHTIG LÖSEN** um nicht den, noch weichen, Blutpfropf wieder abzureißen und
- durch einen **NORMALEN VERBAND** ersetzen. Der Verband soll die Stelle vor Schertraumata schützen; ein Pflaster genügt nicht. Bis der Blutpfropf wirklich fest ist, ist ein **BADEVERBOT** auszusprechen (*ca. 4 Tage*).

Wenn Sie der Meinung sind, Ihre Patientin mit den Krampfadern hätte schon lange etwas abnehmen oder sich sportlich betätigen sollen, ist das vielleicht der rechte Augenblick, das Thema noch mal anzusprechen.

39) Welche Blutgruppensysteme kennen Sie?

Antwort:

☒ Das ABO-System und
☒ das Rhesus-System.

☞ *Gewöhnen Sie sich an, Fragen genau durchzulesen: es war nicht nach Blutgruppen gefragt, sondern nach Blutgruppensystemen.*

Es gibt **9 BLUTGRUPPENSYSTEME** beim Menschen. Die beiden wichtigsten sind das **ABO-SYSTEM** und das **RHESUS-SYSTEM**.

Selbst wenn man Blut von übereinstimmenden ABO- und Rhesus-Blutgruppen zusammenbringen würde, bekäme man in den meisten Fällen eine schwache Hämolyse. Diese Hämolyse wird hervorgerufen durch nicht-übereinstimmende Blutgruppenmerkmale der restlichen 7 Blutgruppensystemen. Die Hämolyse ist jedoch so schwach, daß sie bei Bluttransfusionen klinisch nicht berücksichtigt werden braucht.

*Wissen Sie noch die **BESONDERHEIT DES ABO-SYSTEMS** gegenüber den anderen Blutgruppensystemen?*

Auch wenn der Patient nie „falsches" Blut erhalten hat, sind **BEREITS ANTIKÖRPER** gegen fremde ABO-Merkmale im Blut vorhanden. Es muß bei diesem ABO-System nicht erst eine Sensibilisierung erfolgen; die Antikörper sind spätestens **AB DEM 1. LEBENSJAHR** im Blut vorhanden.

🕮 **siehe Frage # 21**

Alle anderen Blutgruppensysteme benötigen zur Antikörperbildung einen Kontakt zu fremden Blut. Die hämolytischen Erscheinungen treten bei einem wiederholten Kontakt zu der entsprechenden „falschen" Blutgruppe auf.

40) Welche Aussage/n ist/sind richtig?

Zu den Aufgaben des Blutes gehört:

a) Nährstofftransport
b) Kohlendioxid- und Sauerstofftransport
c) Transport von Fettsäuren
d) Wärmeregulation
e) Bildung von Erythrozyten

A) Alle Aussagen sind richtig.
B) Nur Aussagen a, b, c und d sind richtig.
C) Nur Aussage b ist richtig.
D) Nur Aussagen a und b sind richtig.
E) Nur Aussagen a, c und e sind richtig.

Antwort:

☒ Lösung B.

BLUT hat, allgemein gesprochen, eine **TRANSPORTFUNKTION**.

ⓑ Blut transportiert in den **ERYTHROZYTEN** (*Häm!*)

- Sauerstoff;

im **PLASMA** werden alle wasserlöslichen Stoffe transportiert

ⓑ
- CO_2,
- Salze,

ⓐ
- Glucose,
- Harnstoff etc.,

die **EIWEISSE** übernehmen den Transport von großmolekularen Stoffen wie

- Bilirubin,

ⓒ
- Fettsäuren,
- Triglyceride,
- Cholesterin,
- Antibiotika.

ⓓ Zusätzlich ist das Blut an der Regulation der **KÖRPERKERNTEMPERATUR** beteiligt:

☞ da die Durchblutung der Akren geregelt werden kann,
➡ kann auch die Abgabe der, im Leberstoffwechsel entstehenden **WÄRME** geregelt werden.

ⓔ **ERYTHROZYTEN** sind Blutzellen; sie werden im **ROTEN KNOCHENMARK** gebildet. Rotes Knochenmark ist in den kleinen, in den platten Knochen oder in den Epiphysen der langen Röhrenknochen.

📖 **siehe Frage # 24**

41) Welche Aussage/n ist/sind richtig?

Bei einer Thrombopenie können folgende Erscheinungen auftreten:

a) Eosinophilie
b) Hypermenorrhoe (*verstärkte Periodenblutung*)
c) Petechien
d) Leberzirrhose
e) Thrombophlebitis

A) Alle Aussagen sind richtig.
B) Nur Aussagen a, b und d sind richtig.
C) Nur Aussagen b, c und d sind richtig.
D) Nur Aussagen a, c, d und e sind richtig.
E) Nur Aussagen b und c sind richtig.

Antwort:

☒ Lösung E.

Eine **THROMBOPENIE** bezeichnet eine **VERMINDERUNG DER THROMBOZYTEN** auf unter 130.000 Thrombos/µl, wobei ab Werten unter 50.000 Thrombos/µl mit klinischen Erscheinungen gerechnet werden muß.
*In der Hauptsache bestehen diese klinischen Erscheinungen in einer **VERLÄNGERTEN BLUTUNGS-ZEIT** (eventuell vom Patienten selbst bemerkbar bei kleinen Wunden und Verletzungen).*

ⓑ Dieses führt zu einer **VERSTÄRKTEN PERIODENBLUTUNG** bei Frauen (***HYPERMENORRHOE***), die dann, im weiteren Krankheitsverlauf in eine **EISENMANGELANÄMIE** münden kann.

ⓒ Desweiteren können sog. **PETECHIEN**, das sind Hautblutungen, auftreten. Diese Petechien sind kleine braunrote Punkte (*etwa 2 bis 5 mm im Durchmesser*), die über die Haut verteilt sind, und die, um die Sache differentialdiagnostisch schwierig zu machen, im Entstehungsstadium auch noch jucken können.

➡ Differentialdiagnose **ALLERGIE**!

☞ *Ergo, bevor Sie eine i.m.-Injektion bei einem „Allergiker" mit rot-braunen Hautpünktchen machen, immer erst die **GERINNUNG**, bzw. die **BLUTUNGSZEIT** testen!*

ÄTIOLOGIE:

Thrombopenien können

- angeboren sein,
- aufgrund einer Veränderung im Knochenmark entstehen
  - Leukämie,
  - Metastasen,
  - Strahlenschäden,
  - Alkohol

oder

- es können aufgrund einer Antikörperbildung die Thrombozyten vermehrt abgebaut werden.

Solche Autoantikörper können nach

- Infektionen (*besonders Viren*), nach
- Medikamenteneinnahme,
- bei anderen bekannten Autoimmunkrankheiten (*Lupus erythematodes*) oder
- idiopathisch (*M. Werlhof*) entstehen.

☞ Die Thrombopenie ist die **HÄUFIGSTE URSACHE EINER HÄMORRHAGISCHEN DIATHESE.**

ⓐ Eine **EOSINOPHILIE** weist, wenn sie ausgeprägt ist, auf eine

- **WURMINFEKTION** oder auf eine
- **ALLERGIE** hin.

ⓓ Bei einer **LEBERSCHÄDIGUNG** kann es sein, daß die Gerinnungsfaktoren nicht mehr in ausreichendem Maß gebildet werden. Es kommt hier dann zwar auch zu einer **HÄMORRHAGISCHEN DIATHESE** (*zu einer verstärkten Blutungsneigung*), aber nicht zu einer Thrombopenie.

ⓔ Eine **THROMBOPHLEBITIS** ist eine Entzündung der **OBERFLÄCHLICHEN VENEN**. Eine Entzündung hat mit der Anzahl der Thrombozyten nichts zu tun.

42) Eine 70jährige Frau im schlechten Allgemeinzustand klagt über Nachtschweiß. In der letzten Zeit hatte sie vermehrt Infektionen, die sich nur schwer beherrschen ließen.
Zu ihren Allgemeinsymptomen hat sie starke Kreuzschmerzen im Bereich L1.

Die BKS beträgt 96 mm in der ersten Stunde, ferner liegt eine Anämie, aber kein Fieber vor. Im Urin ist Eiweiß hochpositiv nachweisbar.

Um welches Krankheitsbild könnte es sich differentialdiagnostisch handeln?

Antwort:

☒ Ein Plasmozytom (= *multiples Myelom*).

*Hier sollte Sie die stark erhöhte **SENKUNG** differentialdiagnostisch weiterbringen.*

- Der **NACHTSCHWEISS** weist auf eine Anregung des Abwehrsystems hin.

☞ Für die Wechseljahre ist die Patientin zu alt!

- **INFEKTIONEN**, die sich schwer beherrschen lassen, deuten auf eine Dysfunktion der Abwehr hin; eventuell sind die Leukozyten betroffen. Da gleichzeitig eine Anämie vorliegt, muß es sich also um eine

➡ **SCHÄDIGUNG DES KNOCHENMARKS** handeln.

☞ Da **KEIN FIEBER** vorliegt, handelt es sich nicht um eine Infektion;

➡ vermutlich eher um einen **KNOCHENMARKSTUMOR**.

*Aufgrund des Untersuchungsbefundes könnte man den (einen) Sitz schon mal im **WIRBELKÖRPER L1** vermuten.*

Es gibt im Körper nur einen Tumor, der zu einer sogenannten „**STURZSENKUNG**" führt:

➡ das **PLASMOZYTOM.**

Das **PLASMOZYTOM** ist ein Tumor aus einem Klon von **PLASMAZELLEN.** Diese entarteten Plasmazellen produzieren keine „ordentlichen" Antikörper mehr, sondern nur unnütze Teile von Antikörpern und überschwemmen damit den Organismus.
Da Antikörper **EIWEISSE** und damit wasserlöslich sind, wird ein Teil dieser Flut über die **NIERE** ausgeschieden: es liegt eine starke **PROTEINURIE** vor.

Der Pathologe kann in diesem Eiweiß noch Reststrukturen der ursprünglichen Antikörper nachweisen:

➡ das **BENCE-JONES-PROTEIN.**

Das Plasmozytom kann man im Röntgenbild ziemlich deutlich nachweisen: die Tumorabsiedlungen führen zu **KNOCHENSUBSTANZDEFEKTEN,** die wie ausgestanzt aussehen.

➡ **„MOTTENFRASSNEKROSEN"**

Als Komplikationen kommt es bei dieser Erkrankung

- zu Zeichen der Knochenmarksinsuffizienz
    - Anämie,
    - Thrombopenie,
    - Infektionen,
- zu Zeichen der Niereninsuffizienz,
- zu pathologischen Frakturen und, durch Ablagerungen der Antikörperteile in den Gefäßen und Geweben
- zu Polyneuropathien und z. B. zum Karpaltunnelsyndrom.

Wie die meisten Krebsformen, ist auch das Plasmozytom ***NICHT HEILBAR.***

43) Ein 30jähriger Mann hat folgende Laborbefunde:

Hämatokrit 28 %, Erys 3 Mill/µl, Leukos 4000/ul, Hb 9 mg %, Retikulozyten 6 %.

Histologisch handelt es sich um kleine Erys.

An welches Krankheitsbild müssen Sie denken?

Antwort:

☒ Eine Blutungsanämie.

Wenn Sie die Befunde sortieren, können Sie folgende Aussagen treffen:

1. Der **HÄMATOKRIT** ist erniedrigt.
   Der Normalwert wäre ca. 45 %. Bei diesem Patienten liegt im Verhältnis zuviel Wasser und/oder zuwenig Blutzellen vor.

2. Die **ERYS** sind vermindert.
   Der Normalwert wäre ca. 5 Mill/µl.

3. Die **LEUKOS** sind im Normbereich.
   *Da die Erys stark vermindert, die Leukos aber (grenzwertig) normal sind, kann es sich **NICHT** um eine **KNOCHENMARKSSCHÄDIGUNG** handeln.*

4. Das **HB** ist vermindert.
   *Der Normwert läge bei 14 mg%. Es liegt also ein **ANÄMIE** vor.*

5. Die **RETIKULOZYTEN** sind erhöht.
   Der Normwert wäre 2 $^{o}/_{oo}$.

6. Die **KLEINEN ERYS** würde zum Bild des allgemein verminderten Hb passen.

ZUSAMMENFASSUNG:

☞ **ES HANDELT SICH UM EINEN VERLUST VON ROTEN BLUTZELLEN BEI INTAKTER KNOCHENMARKSFUNKTION.**

Wenn es sich nicht um eine Bildungsstörung handelt, muß es sich um eine **BLUTUNG** handeln (*in diesem Fall um eine große Blutung bei Oberschenkelfraktur*).

44) Welche Aussage/n ist/sind richtig?

Die Blutsenkung nach Westergren ...

a) schließt maligne Tumoren aus
b) schließt rheumatische Erkrankungen aus
c) gibt Auskunft über die Blutfettwerte und das Hämolyseverhalten
d) ist bei Infektionen beschleunigt
e) benötigt ungerinnbar gemachtes Blut

A) Alle Aussagen sind richtig.
B) Nur Aussagen a, b, d und e sind richtig.
C) Nur Aussagen d und e sind richtig.
D) Nur Aussagen a, c und e sind richtig.
E) Nur Aussagen b, und d sind richtig.

Antwort:

☒ Lösung C.

Die **BLUTSENKUNG NACH WESTERGREN** testet, wie schnell sich die Erythrozyten im Blut **ZUSAMMENBALLEN.** Dieses Zusammenballen ist eine **FUNKTION DER PLASMAPROTEINE.**

ⓔ Man mischt dazu **1,6 ML BLUT MIT 0,4 ML NA-CITRAT** und füllt die Mischung in ein Röhrchen. In diesem, ungerinnbar gemachten Blut driften die Erys mehr oder weniger schnell nach unten. Man liest **NACH EINER STUNDE** die Höhe des eryfreien Überstand ab,

➡ der Wert der „Blutsenkung" (*z.B. 4 mm*)

ⓓ Bei **INFEKTIONEN** oder anderen **ANREGUNGEN DER ABWEHR** sind die Plasmaproteine dergestalt verändert, daß die Erys **SCHNELLER** nach unten wandern.

➡ **BESCHLEUNIGTE SENKUNG**

Man kann formulieren, daß die BKS (*Blutkörperchensenkungsgeschwindigkeit*) ein sehr empfindlicher Parameter ist, wenn es darum geht, nachzuforschen, **OB** die körpereigene Abwehr angeregt ist.
Wenn die BKS über die Norm erhöht ist, ist irgendwas los im Körper; leider sieht man der Senkung nicht an, **WELCHER ART** die Schädigung/Störung ist.

Das Spektrum reicht von Krebserkrankungen, Autoimmunerkrankungen (*auch Rheuma gehört dazu*), chron. Infektionen bis zur Sepsis.
☞ Eine beschleunigte BKS ist also ein **UNSPEZIFISCHES ZEICHEN DER ANREGUNG DER KÖRPEREIGENEN ABWEHR.**

ⓐⓑ Ausschließen kann eine normale BKS allerdings **NICHTS**. *Sie erinnern sich, wenn in einer Frage die Formulierung „immer", „nie", „ausschließlich" gebraucht wird, ist die Antwort (fast) immer „nein". Medizin ist eine lebendige Wissenschaft; lediglich in der Mathematik kann man etwas „beweisen" oder „ausschließen".*

☞ *Merke: „Nie" ist immer verkehrt.*

ⓒ **BLUTFETTE** sind im Serum und haben keinen besonderen Einfluß auf die Senkung.
Das **HÄMOLYSEVERHALTEN** ist ein Maß für die Membranstabilität der Erys; es hat auch mit der Senkung (= *Anregung der Abwehr*) nichts zu tun.

45) Was ist Blut?

Antwort:

☒ Eine Aufschwemmung von Zellen im Blutplasma.

Manchmal sind auch die einfachen Fragen schwierig.

Falls Sie so eine Frage serviert bekommen, schreiben Sie knapp das, was Sie über Blut, bzw. über seine Zusammensetzung wissen. Kommen Sie nicht ins schwafeln, sonst kann es passieren, daß Sie Mißverständliches zu Papier bringen und Ihnen die ganze Frage als falsch angerechnet wird. Reden und Ausschmücken können Sie in der mündlichen Prüfung.

- Das **BLUTVOLUMEN** berechnet sich aus 8 % des Körpergewichts und liegt ungefähr zwischen 4 und 6 Litern.

- Es besteht aus **PLASMA**, einer wäßrigen Lösung aus Eiweißen und kleinmolekularen Substanzen. Zu den Eiweißen gehören u. a. Albumine und die Gerinnungsfaktoren.
Plasma ohne die Gerinnungsfaktoren heißt **SERUM**.

- Die **ROTEN BLUTZELLEN** heißen **ERYTHROZYTEN** und gehören zum Atmungssystem. Sie transportieren **SAUERSTOFF**. Sie sind kernlos, werden im roten Knochenmark gebildet und in de Milz abgebaut. Das Abbauprodukt des Blutfarbstoffs heißt Bilirubin.

- Die **WEISSEN BLUTZELLEN** dienen der Abwehr. Sie sind kernhaltig.

  Es gibt
  ① **GRANULOZYTEN,**
  ② **MONOZYTEN** und
  ③ **LYMPHOZYTEN.**

  Die Granulozyten unterteilen sich in

  ❍ neutrophile,
  ❍ basophile und
  ❍ eosinophile Granulozyten.

- Weiter gibt es im Blut **THROMBOZYTEN**. Die Thrombozyten sind Abschnürungen der **MEGAKARYOZYTEN**, die im roten Knochenmark sitzen. Die Thrombozyten sind Zellteile und besitzen somit ebenfalls keinen Zellkern. Sie dienen der **BLUTGERINNUNG**.

46) Ordnen Sie zu:

1.)	akute myeloische Leukämie	**A.)**	Philadelphia-Chromosom
2.)	chronisch myeloische Leukämie	**B.)**	500.000 Leukos/µl
3.)	chronisch lymphatische Leukämie	**C.)**	hauptsächlich Kinder zwischen 2. und 5 Lebensjahr
4.)	akute lymphatische Leukämie	**D.)**	Zahnfleisch- und Nasenbluten beim 50jährigen Patienten

Antwort:

☒ **1.)** akute myeloische Leukämie	**D.)**	Zahnfleisch- und Nasenbluten beim 50jährigen Patienten
☒ **2.)** chronisch myeloische Leukämie	**A.)**	Philadelphia-Chromosom
☒ **3.)** chronisch lymphatische Leukämie	**B.)**	500.000 Leukos/µl
☒ **4.)** akute lymphatische Leukämie	**C.)**	hauptsächlich Kinder zwischen 2. und 5 Lebensjahr

Eine **LEUKÄMIE** ist eine **MALIGNE NEUBILDUNG VON WEISSEN BLUTZELLEN**.

Man unterscheidet:

ⓐ die **AKUTEN LEUKÄMIEN**, wie

- die akute lymphatische und
- die akute myeloische Leukämie und

ⓑ die **MYELOPROLIFERATIVEN SYNDROME**.
Alle Krankheiten diese Komplexes können ineinander übergehen.

Zu den myeloproliferativen Syndromen gehören

- die chronisch myeloische Leukämie,
- die Polycythämia vera und
- die chronisch lymphatische Leukämie.

ⓒ die Erkrankungen des **LYMPHORETIKULÄREN SYSTEMS**, zu denen

- der M. Hodgkin und
- die Non-Hodgkin-Lymphome gehören, sowie
- das Plasmozytom.

❶ Die **AKUTE MYELOISCHE LEUKÄMIE** betrifft meist **ÄLTERE PATIENTEN** zwischen dem 50. und 60. Lebensjahr.

❹ Die **AKUTE LYMPHATISCHE LEUKÄMIE** betrifft meist **KINDER** zwischen dem 2. und 5 Lebensjahr.

Vom klinischen Verlauf her sind beide Krankheiten vergleichbar:

relativ **KURZE ANAMNESE**; meist berichtet der Patient (*oder die Eltern*) von einer „**VERSCHLEPPTEN GRIPPE**". Diese Infektionskrankheit ist als erstes Zeichen einer **KNOCHENMARKSINSUFFIZIENZ** zu werten (*Abwehrschwäche*), wobei sich im weiteren Verlauf eine vermehrte **BLUTUNGSNEIGUNG**, meist als Nasen- oder Zahnfleischbluten bemerkbar macht (*Thrombopenie*).
Kein Wunder also, daß bei Blutuntersuchungen auch eine Anämie feststellbar ist. Da sich diese Krankheit (akut!) im Knochenmark abspielt, kann man von der Anzahl der Leukozyten im Blut NICHT auf die Krankheit rückschließen. Die Leukozahl kann erhöht, erniedrigt und normal sein.

❷ Die **CHRONISCH MYELOISCHE LEUKÄMIE** ist eine Erkrankung der **GRANULOZYTEN**. Man (*der Pathologe*) erkennt ein defektes Chromosom, das **PHILADELPHIA-CHROMOSOM**, das für die Erkrankung verantwortlich ist. Alle myeloproliferativen Syndrome sind durch eine **ERHÖHUNG DER LEUKOZYTENZAHL IM BLUT** gekennzeichnet; bei der chronisch myeloischen Leukämie werden Werte zwischen 100.000/µl bis 300.000/µl erreicht. Die Erkrankung wechselt von chronischen Phasen, gekennzeichnet durch Milzvergrößerung und Leukozytose zu akuten Phasen. Eine akute Phase heißt auch **BLASTENSCHUB** und kann innerhalb von Monaten zum Tod führen.

❸ Die **CHRONISCH LYMPHATISCHE LEUKÄMIE** ist eine Erkrankung, die **LANGSAM PROGREDIENT** verläuft. Sie fängt an mit Ermüdbarkeit und leichten Infektionen (*Grippe, Herpes zoster*); die Laborbefunde weisen eine **LEUKOZYTOSE** über 15.000/µl auf. Im weiteren Verlauf kommt es zu **ABSIEDLUNGEN** der entarteten Zellen überall im Körper (*Haut, Speicheldrüse, retroorbital, im ZNS*), während die Anämie, die Thrombopenie und die Allgemeinzeichen immer deutlicher werden.
Es werden sehr hohe Konzentrationen von Leukozyten erreicht:

➡ bis zu 500.000/µl.

47) Nennen Sie 6 Formen von Anämien!

Antwort:

- [x] Eisenmangelanämie,
- [x] Blutungsanämie,
- [x] megaloblastäre Anämie,
- [x] Kugelzellenanämie,
- [x] Sichelzellenanämie,
- [x] Thalassämie.

Eine **ANÄMIE** liegt dann vor, wenn das **HB** beim Mann **UNTER 14 MG%,** bei der Frau **UNTER 12,5 MG%** abgesunken ist.

Bezüglich der Ursache unterscheidet man:

❶ Die **EISENMANGELANÄMIE.**
Die Eisenmangelanämie ist gekennzeichnet durch kleine, helle Erys:
MIKROZYTÄRE, HYPOCHROME ANÄMIE.

❷ Die **BLUTUNGSANÄMIE.**
Nach einer akuten Blutung sind die Erys **NORMAL** groß und normal gefärbt, aber der **HÄMATOKRIT-WERT** ist abgesunken und die **RETIKULOZYTENZAHL** ist angestiegen.
Bei einer **CHRONISCHEN BLUTUNG** sieht man Zeichen der **EISENMANGELANÄMIE.**

❸ **ANÄMIEN BEI CHRONISCHEN ERKRANKUNGEN.**

- **CHRONISCHE ENTZÜNDUNGEN,** wie z. B. bei M. Bechterew oder rheumatoider Arthritis können eine verstärkte **EISENSPEICHERUNG** induzieren.
- **TUMORE** führen oft zu Blutungen, zu Knochenmarksinfiltrationen oder zu einem Folsäuremangel.
- Eine **CHRONISCHE NIERENINSUFFIZIENZ** geht mit einer Verminderung des **ERYTHROPOETINS** einher; es resultieren Anämien um 7 mg%.
- Eine chronische **LEBERFUNKTIONSSTÖRUNG** führt zu einer verminderten Speicherung von Folsäure und Vitamin B_{12}.

❹ **ANÄMIEN DURCH MANGELERNÄHRUNG.**
Ein alimentärer Proteinmangel geht mit einer normochromen, normozytären Anämie einher.

❺ Die megaloblastäre Anämie bei Folsäure- oder Vitamin B $_{12}$- Mangel.
➠ Eine megaloblastäre Anämie **AUFGRUND DES FEHLENS VON INTRINSIC-FACTOR** bei der chronisch atrophischen Gastritis heißt **PERNIZIÖSE ANÄMIE.**
Unterm Mikroskop sieht der Kundige große, gut gefärbte Erys = **MAKROZYTÄRE, NORMO- ODER HYPERCHROME ANÄMIE.**
Beim Fehlen von Folsäure und Vitamin B $_{12}$ sind alle **ZELLTEILUNGSVORGÄNGE** eingeschränkt. Deshalb erschöpft sich dieses Krankheitsbild nicht nur in der reduzierten Bildung von Erythrozyten, man findet im Blut übersegmentierte (*überalterte*) Granulozyten bei **LEUKOPENIE**, sowie eine **THROMBOPENIE** mit Thrombozytenfehlfunktionen. Weiter ist das **NERVENSYSTEM** mit betroffen: es kann z. T. zu bleibenden neurologischen Ausfällen kommen (*N. opticus*).

🕮 **siehe Frage # 6**

❻ **HÄMOLYTISCHE ANÄMIEN.**
Sie sind gekennzeichnet durch einen **ERHÖHTEN ERYTHROZYTENABBAU**. Es gibt

- die **KUGELZELLENANÄMIE**
  🕮 **siehe Frage # 34**
- den **FAVISMUS**
  🕮 **siehe Frage # 34**
- die Hämoglobinopathien **THALASSÄMIE** und die **SICHELZELLENANÄMIE**
- die Hämolyse aufgrund von **ANTIKÖRPERN** (*Wärme-, Kälteantikörper*)
- die Hämolyse aufgrund von **INFEKTIONEN** (*Malaria*)

❼ die Anämie bei **KNOCHENMARKSSCHÄDEN** (*aplastische Anämie oder die alkoholbedingte Knochenmarksschädigung*).

48)Nennen Sie 3 Ursachen für eine hämorrhagische Diathese!

Antwort:

☒ Schäden im System der Gefäßwand (*Endothel*),
☒ der Thrombozyten und
☒ der Plasmaproteine.

Eine hämorrhagische Diathese ist eine **VERSTÄRKTE BLUTUNGSNEIGUNG.**

Man unterscheidet:

ⓐ eine **VASKULÄRE HÄMORRHAGISCHE DIATHESE,** die mit Gefäßwandschäden einhergeht. Eine vaskuläre hämorrhagische Diathese bemerkt man daran, daß der Patient nach dem Blutdruckmessen unter der Blutdruckmanschette kleine Einblutungen in die Haut hat (*der **RUMPEL-LEEDE-TEST***). Eine vaskuläre hämorrhagische Diathese kann z. B. auf ein **ALLERGISCHES GESCHEHEN** hinweisen (*Purpura Schönlein-Henoch*).

ⓑ **THROMBOZYTÄRE HÄMORRHAGISCHE DIATHESEN** gehen mit Veränderungen der Anzahl oder der Funktion der **THROMBOS** einher. Beispiele: Thrombopenien wegen

- Knochenmarksschäden,
- Medikamenten,
- Infekten,
- allergisch oder
- idiopathisch.

*Wichtig ist, daß **SOWOHL THROMBOPENIEN ALS AUCH THROMBOZYTOSEN** eine gesteigerte Blutungsneigung verursachen können.*

ⓒ **PLASMATISCHE HÄMORRHAGISCHE DIATHESEN** gehen mit einer Verminderung von (*einzelnen*) Gerinnungsfaktoren einher. Am bekanntesten ist die **HÄMOPHILIE A ODER B**, die mit einem Fehlen des Faktors VIII, bzw. IX einhergeht und die X-chromosomal rezessiv erblich ist. Als Beispiel für eine erworbene plasmatische Koagulopathie dient die **MARCUMARISIERUNG**: Marcumar ist ein Vitamin-K-Antagonist, so daß die Gerinnungsfaktoren 2, 7, 9 und 10 nicht mehr oder nicht mehr ausreichend synthetisiert werden können.

🕮 **siehe Frage # 32**

49) Beurteilen Sie beide Aussagen und die Verknüpfung:

Eine Polyglobulie kann bei einer Nierenarterienstenose entstehen,

weil

bei einer Nierenarterienstenose das Hormon Erythropoetin immer vermindert ist.

A) Beide Aussagen und die Verknüpfung ist richtig.
B) Beide Aussagen sind richtig.
C) Nur die erste Aussage ist richtig.
D) Nur die zweite Aussage ist richtig.
E) Keine Aussage ist richtig.

Antwort:

☒ Lösung C.

Eine **POLYGLOBULIE** ist eine **VERMEHRUNG DER ROTEN BLUTZELLEN** (*Erys enthalten **HÄMOGLOBIN***).

Sie kann durch eine **VERMINDERTE SAUERSTOFFAUSSÄTTIGUNG DER PERIPHERIE** zustande kommen (*Aufenthalt in großen Höhen beispielsweise oder chronische Lungenfunktionsstörungen*).

Eine weitere Möglichkeit ist die **NIERENARTERIENSTENOSE**; bei einer chronischen Minderdurchblutung der Niere kann die Niere nicht nur Renin ausschütten (*wirkt kurzfristig*), sondern auch **ERYTHROPOETIN** (*wirkt langfristig*).

*Bei einer Nierenarterienstenose ist also das Hormon Erythropoetin normalerweise **ERHÖHT**; erst wenn die Niere nurmehr eine Schrumpfniere ist, sinkt es ab.*

50) Welche Aussage ist falsch?

Blutbildende Organe sind:

A) Leber
B) Knochenmark
C) Milz
D) Lymphknoten
E) extraembryonales Mesenchym (*Plazenta*)

Antwort:

☒ Lösung D.

*Bitte nicht verwechseln: es wurde nach „**BLUTBILDENDEN**" Organen gefragt, nicht wo überall Zellen, die auch im Blut vorkommen, gebildet werden können.*

Ⓔ In der **EMBRYONALZEIT** wird Blut als erstes in Zellen des sog. **MESENCHYMS** gebildet. Ein Teil des Mesenchyms bildet später die Plazenta. Die ersten Erys sind groß und kernhaltig; bald entstehen im Mesenchym auch erste Granulozyten.

Ab dem zweiten bis dritten Monat findet die Blutbildung in der

Ⓐ ● **LEBER** und in der
Ⓒ ● **MILZ** statt;

jetzt gibt es auch schon Megakaryozyten.

Ⓑ Ab dem 5. Monat ist eine **MYELOISCHE BLUTBILDUNG** (*im Knochenmark*) nachweisbar und bis zur Geburt wird die extramedulläre Blutbildung nach und nach eingestellt.

➠ *Postnatal findet nur noch im **ROTEN KNOCHENMARK** der platten und kleinen Knochen, sowie in den Epiphysen der Röhrenknochen eine Blutbildung statt.*

Ⓓ Im Lymphknoten findet die **BILDUNG VON LEUKOZYTEN** statt, nicht die von Blut.

🕮 **siehe Frage # 27**

INHALTSVERZEICHNIS

Symbole

12,5 mg% 18
14 mg% 18
3. Welt **27**, 28
30jähriger Mann **133**
80 Liter Blut 120

A

Abbau **73**
Abheilphase bei Infektionen 38
ABO-System 50, 71, 122
Abstrom 96
Abwehr **89**, 91, 140
ADH 84
Aggregation der Blutplättchen 75
Akren 94
Aktivierungsphase 98
akute Blutung **31**, 32, **39**
akute Infektion 38
akute lymphatische Leukämie **141**, 142
akute myeloische Leukämie **141**, 142, 143
akute Entzündung 12, 16
akute Leukämie 142
Albumin 14, 15, 75, 140
Albuminmangel 15
Alkohol 90, 127
alkoholische Leberzirrhose 103
Alkoholismus 25
Allergie 34, 38, 91, 126, 127
Allgemeininfektion 112
alpha-1 Globulinfraktion 16
alpha-2 Globulinfraktion 16
alpha-Ketten 54
Aminosäuren 66, 78
Amöboid **39**
anaeroben Glykolyse 7
Anämie 18, **31**, 32, **41**, 42, 59, 66, 85, **129**, 131, 134, 143, **145**, 146
angeboren **21**, 110
Angina pectoris 19, 43
anisokor **39**
Anisokorie 40
Anregungen der Abwehr 136
Anti-A 70
Anti-B 70
Antibiotika 15, 124
Antigen 50, 70
Antigen A **69**
Antigen B **69**
Antikoagulantientherapie 103
Antikörper 14, 67, 71, **77**, 122, 147
Antikörperbildung 51, 122
Antikörper Anti-A **69**
Antikörper Anti-B **69**
aplastische Anämie 147
arterielles Blut **5**, 8
Arteriolen 96
Arterioskleroserisiko 75
Arthrose 22
Atmung 8
Aufgaben des Blutes **123**
Aufschwemmung von Zellen 78
Auge 59
Autoantikörper 127
Autoimmunerkrankungen 136

B

B-Lymphozyten 35, 88
Badeverbot 120
Badewanne 120
Bakterienmarkierung **65**
basische Flüssigkeiten 6
basophile Granulozyten **9**, 10, 34
basophiler Kern **113**
Beckenkamm 80
Beinvenen 106
Bence-Jones-Protein 131
beta-Globulinfraktion 16
beta-Ketten 54
Bewußtseinsverlust **45**, 47
Bikarbonation 8
bikonkave Form 114
Bildungsstätte **87**
Bildungsstörung 32
Bilirubin
15, 58, **73**, 75, **109**, 124, 140
Bindungsaffinität 116
BKS **129**
Blässe der Schleimhäute 19
Blastenschub 143
Blut **5**, **63**, 88, **93**, **95**, **115**, 124, **139**
Blut speichern **95**
Blutausstrich **9**, 10
Blutbild **33**
blutbildende Organe **153**
Blutbildungstätten 80
Blutdruck 47
Blutegel 106
Bluteiweiße **13**
Blutfette 137
Blutfettwerte **135**
Blutgerinnung 74, **97**, 140
Blutgruppe 0 70
Blutgruppe A 70
Blutgruppe AB **69**, 70
Blutgruppe B 70
Blutgruppen **69**, 122
Blutgruppensysteme **121**, 122
Blutgruppenunverträglichkeit **49**
Blutpfropf 99
Blutplasma **77**, 78
Blutplättchen 22, 74
Blutsenkung **135**, 136
Blutspeicher 96
Blutstillung 99
Bluttransfusion 71
Blutung 29, **39**, 120, 134
Blutungsanämie 46, 134, 146
Blutungsneigung 32, **101**, 102, 143
Blutungszeit 56, 126
Blutvergiftung **111**, 112
Blutverlust 62, 82, 84
Blutvolumen 84, **93**, 94, 140
Blutzellbildung 88
Blutzellen **9**
Blutzusammensetzung 106
Bohnen 110
Brucellosen 24
brüchige Nägel **45**, 48

C

Cholesterin 67, 75, 124
chronisch atrophische Gastritis 147
chronisch lymphatische Leukämie **141**, **142**
chronisch myeloische Leukämie **141**, 142, 143
chronische Entzündung 12, 16, 146
Chylomikronen 67
Citrat 136
CO 116
CO_2 124
Coombs-Test **109**, 110
Cortisol 16

D

Darmbakterien 71
Darmbereich **27**
Darmpolypen 29
Darmzelle 58
Dehydratation 62, 94
Diaphysen 80
DIC-Syndrom 103
Dickdarm **57**, 59
Differentialblutbild **9**, 10, **37**
Diurese 85
Druckverband 120
dunkel gefärbte Erythrozyten **39**
Dünndarm **57**
Durchblutung 96
Durchfall 19, 43
Durstfieber 94
Dyspnoe 19

E

Eisen 14, **57**, 58
Eisenmangel **101**
Eisenmangelanämie **17**, 20, **27**, 28, **39**, 40, **45**, 46, 103, 126, 146
Eisenspeicherung 146
Eiterbildung 34
Eiweiß **77**, 88, 124, **129**
Eiweißzufuhr **83**, 85
Elektrolyte **77**, 78
Elektrophorese 14
Embryonalentwicklung 80
endogene Kaskade 22
Endothelzellen 99
Entartung 91
Entzündungen 12
eosinophile Granulozyten **9**, 10, 34
eosinophile Nachschwankung 12
Eosinophile 38, 91
Eosinophilie **37**, **125**, 127
Epilepsie 90
Epiphysen 80, 154
Ermüdbarkeit 143
erstgeborenes Kind **49**
Erwachsene **79**
Erys 64, 66, 78, **133**
Erys klein 40
Erythropoetin 25, 80, 85, 88, 96, **151**, 152
Erythrozyten **27**, **39**, 40, **53**, 62, **63**, **73**, **77**, **79**, **81**, 82, 88, **113**, 114, **123**, 124, 140
Erythrozytenabbau 110, 147
Erythrozytenkonzentrate **69**
Erythrozytenoberfläche 50

Erythrozytenüberlebenszeit **109**
essentielles Spurenelement **57**
extraembryonales Mesenchym **153**
extrazelluläres Natriumion **5**
Extrazellularraum **5**
Extrinsisches System 99

F

Faktor IX 22, 75
Faktor VIII 22
Faktors IX **73**
Favismus 110, 147
Fette 29
Fettsäuren 15, **123**, 124
Fetttransport **65**, 67, **73**
Fibrin **21**, 22, **97**, 98
Fibrinfäden 78
Fibrinogen 14, 98
fibrinolytische Enzyme 107
Fieber, kein **129**, 130
Fingerknochen **79**, 80
Flüssigkeiten, saure 6
Folsäure 147
Folsäuremangel 146
Frakturen 131
Frauen 22, **27**, 28, **49**, **93**

G

γ-Globuline 14
Gallensäure 15
Gallensteine 110
Gasbrandinfektion **111**, 112
Gebirge 85
Geburt 50, 106
Geburtstermin 80
Gedächtniszellen 35
Gefäßdurchmesser 106
Gefäßwand 102
Gefäßwandschäden 150
Gehirn 59, 103
gelappter Kern 34, **39**
gelbes Knochenmark **79**, **87**, 88
gelbes Fettmark 80
Gelenksbereiche 80
Gerinnung 98
Gerinnungsfaktor 1 98
Gerinnungsfaktor 2 98
Gerinnungsfaktoren 14, 78, 99, 103, 106, 127, 140
Gerinnungsphase 99
Gerinnungsstatus 56
Gerinnungstest 56
gesunder junger Mann **83**
getüpfelter Kern **113**
Gewebsneubildungen **27**
Glomerulonephritis 85
Glucose 7, **77**, 124
Gluten 29
granulierte Erythrozyten **81**
Granulozyten **9**, 10, 24, 34, 66, 82, 140, 143, 154
Grippe 143

H

Haarentfernung 106
Häm 54, 66
Häm-Bildung 82
Hämatokrit **61**, 62, **83**, 84, **133**, 134
Hämatokritwert 146
Hämmolekül 58, 75
Hämoglobin 18, 54, 110
Hämoglobinkonzentration 42

Hämoglobinopathien 85
Hämolyse 70, **109**, 110, 114, 122
Hämolyseverhalten **135**, 137
Hämolytische Anämien 110, 147
Hämophilie **21**, 22, 75
Hämophilie A 22, 103, 150
Hämophilie B 22, 103, 150
hämorrhagische Diathese **31**, 32, 102, 127, **149**
Hämsynthese 58
Harnstoff 78, 124
Haut, trockene **45**
Haut- und Hautanhangsgebilde 43, 143
Hautblutungen 126
Hb 18, **133**
HDL 67
Heparin 34
Herz 103
Herzbelastung 85
Herzinfarkt **23**, 25, 90
Herzinsuffizienzzeichen 48
Hirnblutungen 90
Histamin 34, 74
Hormone **77, 151**
humorale Abwehr 35
Hyperämie 56
hyperchrome Erythrozyten **27**
Hypermenorrhoe **125**, 126
hypochrome, mikrozytäre Anämie 28
Hypophysenhinterlappen 84

I

i. m.-Injektionen 56
Ig E 91
impfen 51
indirektes Bilirubin **109,** 110
Infektionen 90, **129**, 130, 131, **135**, 136, 147
Intrinsic-factor **57**, 59, 147
Intrinsisches System 99

J

Jugendformen 82

K

Kaktusdorn **111**, 112
Kälteantikörper 110
Karzinom 29
Kern **39**, 40, 114
Kinder **49**, **141**, **142**, 143
kindliches Bindegewebe 80
kirschrote Farbe **115,** 116
kleine Knochen 80
klinische Symptome **17**
Knochen 80
Knochenmark 24, 32, 38, **39**, 40, 58, 75, **79**, **87**, 88, 96, 127, 130, **153**, 154
Knochenmarksdefekt **31**
Knochenmarksschädigung 134
Knochenmarksstammzellen 25
Knochenmarkstumor 90, 130
Knochenstoffwechsel 7
Knochensubstanzdefekte 131
Koagulationsphase 98
Kohlendioxid 7, 66, 94, **123**
Kohlenmonoxid 116
Kohlenmonoxidvergiftung **115**
Kohlensäure 7
Kohlensäurepuffer **5**, 7
kolloidosmotischer Druck 15
Kombispritzen 59

Kompressionsverband 120
Konjunktivalschleimhaut 43
Kontrakturen 22
Konzentrationsfähigkeit der Niere 85
Konzentrationsstörungen 19, 48
koronare Herzkrankheit 85
Körperbehinderung **21**
Körpergewicht **93**
Körperkerntemperatur 94, 124
Körpermasse 94
Körpertemperatur 112
Krampfaderblutung 120
Krampfadern 120
Krampfaderverödung 106
Krankheitsbild **129**
Krebserkrankungen 136
Kreuzschmerzen **129**
Kubikmillimeter 64
Kugelzellenanämie 110, 147
Kupfer 16

L

Laborbefunde **133**
Laborwerte **17**, **31**
Lackzunge 19, 43, **45**, 48
Lactat **5**, 7
Laugen 6
LDL 67, 75
Leber 7, 75, 80, **87**, 88, 94, **95**, 96, 110, **153**, 154
Leberfunktionsstörung 146
Leberschäden 103
Leberzirrhose 15, **101**, 103, **125**
Leckereien 66
Leistungsabfall 18, 42
Leukämie **23**, 24, **89**, 91, 127, **141**, 142
Leukopenie **23**, 24, 90, 147
Leukos 10, **31**, 34, 64, **65**, 66, **77**, 78, **81**, **87**, **89**, 90, **133**, **141**, **142**
Leukozytenarten **33**
Leukozytenzahl **89**
Leukozytose 25, **89**, 90, 143
Lidstrich 43
liegen 106
Linksverschiebung **37**, 38
Lipoproteine 16, 67, 75
Löschpapier 56
Lunge **8**, **95**, 96, 103
Lungenembolien 90
Lungenfunktionsstörungen 85, 152
Lupus erythematodes 127
Lymphangiitis **111**, 112
lymphatisches Gewebe 88
Lymphgefäße 112
Lymphknoten **87**, 112, **153**, 154
Lymphome 91, 142
lymphoretikuläres System 142
Lymphozyten **9**, 10, 35, 66, 88, 140
Lysosomen 34, 74

M

M. Hodgkin 142
M. Werlhof 127
Magen-Darm-Trakt 29
Magen-Darm-Blutungen 22
Magen 59
Makrophagen 35, 74, 82
makrozytäre, normo- oder hyperchrome Anämie 147
Malaria 110
maligne Tumoren **135**
Männer **21**, 22, **83**, **93**, **133**

Marcumar 103, 150
Massagen 106
Medikamente 110
Megakaryozyten 74, 140, 154
megaloblastäre Anämie 147
Membranstabilität 7, 137
Mesenchym 154
Metastasen 24
Methämoglobinämie **115**, 117
Mikroskop **39**
mikrozytäre, hypochrome Anämie 20, 146
mikrozytäre, hypochrome Erys 40
Milchsäure 7
Milz **39**, 40, 75, **79**, 80, 88, **95**, 96, 106, 140, **153**, 154
Milzvergrößerung 143
Monozyten 10, 35, 66, 82, 140
Monozyten-Makrophagen-System 59
Mottenfraßnekrosen 131
Müdigkeit 18
multiples Myelom 130
Mundschleimhaut 43
Mundtrockenheit **45**, 47
Mundwinkelrhagaden 43
Muskelblutungen 22
Muskelmasse 64, 84, **93**, 94
Muskelstoffwechsel 7
Muskulatur 64
Mutter 51
myeloische Blutbildung 154
Myelom 130
myeloproliferative Syndrome 142
Mykroliter 64

N

Nachblutungen 22
Nachgerinnungsphase 99
Nachtkästchenkante 96
Nachtschweiß **129**, 130
Nägel, brüchige **45**
Nährstoffe 94
Nährstofftransport **65**, 66, **123**
Nahrungsbestandteile 71
Nasenbluten **141**, **142**
Natrium 8
Natriumion **5**
Nekrosen 24
nephrotisches Syndrom 15
Nervenschädigungen 25
neurologische Ausfälle 147
neutrale Flüssigkeit 6
neutrophile Granulozyten **9**, 10, 34
neutrophiler Kern **113**
nicht leistungsfähiger Zustand 42
Niere **79**, 80, **87**, 88, **95**, 96
Nierenarterienstenose **151**, 152
Nierenblutungen 22
Nierenfunktion **83**
Nierenfunktionsschäden 85
Niereninsuffizienz 85, 131, 146
Norm **89**
Normalbefund **31**
Normalwert **55**
Notfallmedizin 120

O

Obstipation 19
Ödeme 15
Ofen 116
Ohnmachten 19
Ohrclip 56
Ohrläppchen 56
onkotischer Druck 14, 15
Organe **95**
Organinsuffizienzen 19, 43
organische Säure **5**
Ornithose 90
Osteoporose 22

P

Pankreatitis 90
Papageienkrankheit **89**
Parästhesien 48
partielle Thromboplastinzeit 56
pathologisch **81**
Periodenblutung **125**, 126
perniziöse Anämie 147
Petechien **125**, 126
Pflaster 120
pH-Wert **5**, 6
Phagozyten 35, **81**, 82
phagozytiert 66
Phagozytose 34, **65**, **73**, 74
Philadelphia-Chromosom **141**, 143
Plasma 62, **63**, 78, 114, 124, 140
Plasmaproteine 14, 102, 136
Plasmazellen 131
Plasminogen 107
Plasmozytom 130, 131, 142
platte Knochen 80
Plazenta **153**, 154
Plazentalösung 106
Plazentaschranke 50
Polycythämia vera 25, 142
Polyglobulie **23**, 25, 62, 85, **151**, 152
Polyneuropathien 131
Präkanzerose 25
Protein 78
Proteinmangel 147
Proteinurie 131
Prothrombin 98
Puffersysteme 7
Pulsfrequenz 47
Pupille 40
Purpura Schönlein-Henoch 102, 150

Q

Quick-Test 56

R

Raucher **115**, 116
Reihenfolge **97**
Renin 152
Retikulozyten **31**, 32, 40, **81**, 82, 110, **133**, 134
Retikulozytenzahl **109**, 146
Retraktionsphase 98
retroorbital 143
Rhesus-System 50, 71, 122
Rhesusfaktor **49**
rhesusnegativ 50, 71
rhesusnegative Frau **49**
rhesuspositiv 50, 51, 71
rhesuspositive Frau **49**
Rheuma 136
rheumatische Erkrankungen **135**

Ribosomen 82
Röhrenknochen 80
rote Knochenmark 80, **87**
rote Linie am Unterarm **111**
rotes Mark 80
roter Abscheidungsthrombus 99
rote Blutzellen 140
roter Kern **113**
rotes Knochenmark
79, 88, 124, 140, 154
Rückresorption von Wasser 15
Rumpel-Leede-Test 150

S

Salze 124
Sauerstoff 54, 85, 94, 124, 140
Sauerstoffaussättigung 152
Sauerstoffbedarf 64
Sauerstofftransport **65**, 66, 103, **123**
Sauerstofftransports 7
Sauerstoffüberdruck 116
Säure 6
saure Flüssigkeiten 6
Schädelknochen 80
Schleimhäute 42
Schmerzen 48
Schock **45**, 47, **101**, 103
Schrumpfniere 152
Schwäche 18, 42
Schwangerschaft 50, **69**
Schwarzfärbung des Stuhls 29
Schwindel 18, 42
segmentkernige 10
Seitenstechen 96
Sensibilisierung 71, 122
Sepsis **111**, 112, 136
Serotonin 74
Serum 78, 140
Sichelzellenanämie 85, 110, 147
Speicheldrüse 143
Speichelsekretion 47
Speisenunverträglichkeiten 48
spezifische Abwehr 35
Sprue 29
Spurenelement **57**, 58
stabkernige neutrophile Granulozyten
10, 38, 82
Stase 106
Sternum 80
Stoffumsatz 94
Stoffwechselstörungen 25
Stoffwechselvorgänge 58
Streptokinase 107
Strich auf der Haut 112
Strömungsverlangsamung 106
Sturzsenkung 131
Sympathicus 46
Symptome **41**
Systolikum 19, 43

T

T-Lymphozyten 35, 88
Target-Cells 20
Tbc 24
terminales Ileum 59
Thalassämie 54, 85, 110, 147
Thrombin 98
Thrombokinase 98
Thrombopenie **101**, 102, **125**, 126,
131, 143, 147, 150
Thrombophlebitis **111**, 112, **125**, 127
Thromboplastinzeit 56

Thrombose 62, **105**
Thrombosegefahr 85
Thrombozyten **31**, 64, **73**, **77**, 78, 98, 102, 126, 140
Thrombozytenadhäsion 99
Thrombozytose 102, 150
Thrombus 98, 107
Thymus 88
Thyroxin 16
Transferrin 14, 58
Transportmittel 15
Transportprotein 14, 16
Triglyceride 124
trockene Haut **45**, 48
Tumore 91, **135**, 146
Typhus **23**, 24, 90

U

Überdosierung 59
überschießende Reaktion der Abwehr **89**
Universalempfänger **69**, 70
Universalspender **69**, 71
unreife Erys 82
unreife Leukozyten **81**
unspezifisches Abwehrsystem 34
unspezifisches Zeichen 136
Unterernährung **27**, 28
Unterhaut **95**
Unterhautgewebe 96
Unterversorgung der Zellen 46
Urin **109**, **129**
Urobilinogen 110
Urokinase 107

V

Varizen 106
Varizenblutung **119**, 120
vaskuläre hämorrhagische Diathese 150
Vaskulitis 102
Vasokonstriktion 99
Venenblut **5**, 8
Venenstrang 112
Venolen 96
Verbrennung **115**, 116
Verdauungsprobleme 48
verformbar 114
Verstopfung 43
violett 117
virale Erkrankungen 24
Virchow'sche Trias 106
Vitamin B_{12} 16, 59, 147
Vitamin B_{12} - Mangel **23**, 25, 90, 147
Vitamin K-Mangel **101**, 103
Vitamin-K-Antagonist 150
VLDL 67
Volumenverlust 84

W

Wandepithel 112
Wandschaden 106
Wärmeantikörper 110
Wärmeregulation **93**, 94, **123**
Wasser 8
Wasserbestand 8
Wasserstoffionenkonzentration 6
weißer Abscheidungsthrombus 99
weißes Blutkörperchen 24
weiße Blutzellen 140, 142
Westergren **135**, 136

Wirbelkörper 80
Wundheilung 75, 99
Wurminfektion 12, 34, 38, 127

X

X-chromosomal rezessiv 22
X-chromosomal-dominanter Erbgang **21**

Z

Zahnfleischbluten **141**, **142**, 143
Zehenknochen 80
Zelle 58, 88
Zellkern 74
Zellteilung 75
Zellteilungsvorgänge 147
zellvermittelte Abwehr 35
Zentrifugieren 78
ZNS 143
Zöliakie **27**, 29
Zucker 7, 66
Zungenatrophie 19
Zungenbrennen 19
Zustrom 96

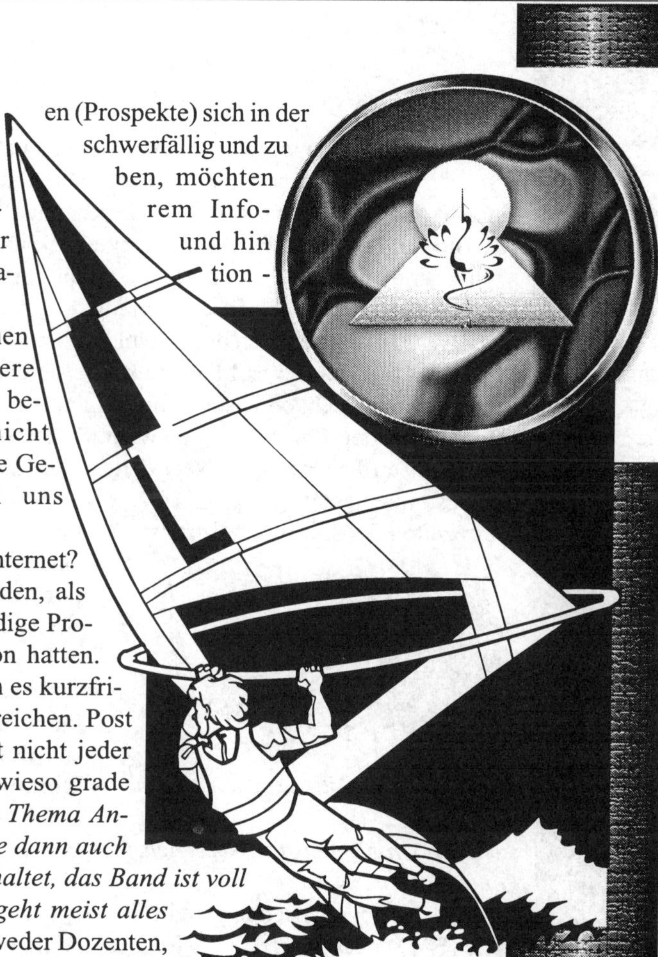

Nachdem die Printmedien (Prospekte) sich in der Vergangenheit als viel zu schwerfällig und zu unflexibel erwiesen haben, möchten wir in Zukunft, bei unserem Infomaterial, weg vom Papier und hin zur elektronischen Publikation - dem **Internet**.

Einige unserer Leserinnen und Leser kennen unsere Internetadresse ja bereits bestens. Wer Sie noch nicht kennt, sollte doch mal die Gelegenheit nutzen, bei uns reinzuschaun.

Warum jetzt auf einmal Internet? Nun, die Idee ist entstanden, als wir wieder einmal das leidige Problem der Kursorganisation hatten. Wie üblich - immer, wenn es kurzfristig ist, ist niemand zu erreichen. Post dauert zu lange - Fax hat nicht jeder und ans Telefon geht sowieso grade keiner (*keine Sorge - das Thema Anrufbeantworter können Sie dann auch vergessen - nicht eingeschaltet, das Band ist voll etc. - wenn schon, dann geht meist alles schief*). Wir konnten also weder Dozenten, noch Kursteilnehmer kurzfristig informieren.

Parallel dazu war unser Verlagsprospekt, wie inzwischen üblich, bereits veraltet als ich ihn frisch aus der Druckerei bekam.

Irgendwie hat sich alles zusammengestaut. Durch Zufall bin ich dann auf der letzten Buchmesse an den Stand der Telekom geraten und da hat sich dann die Idee festgesetzt - das könnte eine Lösung sein!

Gesagt - getan - heute haben wir unseren eigenen Internetzugang und ich weiß bald nicht mehr, wie ich vorher - in den dunklen Tagen - zurechtgekommen bin.

Wir können Sie hier kurzfristig informieren, egal ob Sie in Berlin, Frankfurt oder Etzelsreuth wohnen. Sie holen sich mit einem Mausklick alle Information, die Sie brauchen und wir können Sie kurzfristigst informieren. Sie fragen per E-mail (so heißt eine elektronischer Brief) bei uns an - wir können den Brief beantworten, wenn wir auch die Zeit haben - im Gegensatz zu einem Telefonat (wann hat ein Anruf mal nicht gerade gestört) - wir schicken Ihnen die E-mail an Ihre Adresse - und Sie lesen die Post, wiederum, wann es Ihnen paßt. Sie sehen, das ist die Möglichkeit Leute zu belästigen, ohne sie zu belästigen.
Dadurch werden für uns Träume wahr. So konnen wir z. B. bereits eine Datenbank aufbauen und ins Netz stellen, über die Prüfungsgewohnheiten der Gesundheitsämter.
Wartezeiten, Kosten, ob "zentralisierte" Prüfungsordnung oder noch die "alte", ja sogar Prüfungsschwerpunkte können wir erfassen - für die Richtigkeit sind wir natürlich auf die objektivität der Schüler angewiesen.

Oder, Sie können Fragen stellen, **die Ihnen sogar von Frau Dr. Rommelfanger selbst beantwortet werden**. *Wenn Sie je versucht haben sie selbst zu sprechen, werden Sie ja selbst wissen, wieviel Glück dazu nötig ist.*
Fragen, die immer wieder gestellt werden, werden auf einer besonderen Seite (FAQ) beantwortet, so daß Sie vielleicht die Antwort schon vorliegen haben, bevor Sie uns die Frage stellen.
Ich hoffe, ich habe Ihre Aufmerksamkeit bis zu diesem Punkt gelenkt und es war mir möglich auch in Ihnen ein wenig Appetit aufs Netz zu wecken, damit wir uns bald im Netz sehen.
Wir werden diesen Informationsweg in Zukunft sicher noch stärker ausweiten, da es einfach eine fantastische Möglichkeit ist, trotz ständig wachsendem Arbeitspensums, noch mit Ihnen zu kommunizieren.

Wir sind natürlich, ebenso wie Sie, an allem interessiert, was im Zusammenhang mit den Prüfungen oder mit Ihrer Ausbildung steht, deshalb unsere Bitte an Sie: teilen Sie uns doch mit, was Ihnen so widerfährt - am besten als E-mail an unsere Adresse **ardea@mon.de**.
Das können die Durchfallquoten der einzelnen Prüfungen, Prüfungsgebühren u. ä. sein. Wir bauen hier ein Forum auf, wo auch Sie sich jederzeit mit den aktuellsten Informationen versorgen können.

... also surfen Sie doch mal rein ...

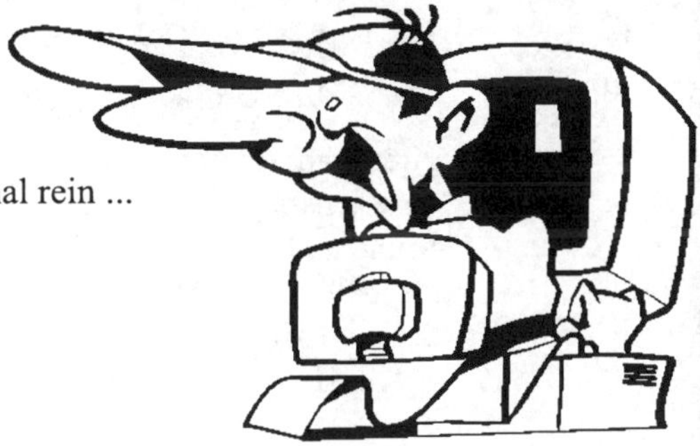

p.s. Ich habe hier leider auch einen Wermutstropfen anzukündigen: Unser Shop bietet Blutdruckmanschetten an für kräftige Oberarme. Wir haben uns bei der Kalkulation auf unseren Lieferanten verlassen, der solche Manschetten angeboten hat. Als die Lieferung kam, hat Frau Prof. Rommelfanger festgestellt, daß das die verkehrten waren - Reklamation - neue Lieferung - wieder die verkehrten. Das hätte ewig so weitergehen können, da der Hersteller selbst nicht wußte, wie breit die Manschetten sein müssen - der hatte nämlich gedacht, daß solche Manschetten nur länger sein müssen. Gut daß wir unsere Frau Professor haben! Der Nachteil ist nur der, daß die Manschetten jetzt extra gefertigt werden. Den genauen Preis kenne ich noch nicht, aber er wird höher sein, als unser alter Preis.
Wer bisher schon bestellt hat, der wird die Manschetten zu unserem alten Preis bekommen. sobald aber die neuen Preise raus sind (ca. Dezember 97) müssen wir leider den höheren Preis verlangen - ich hoffe Sie haben Verständnis. Immerhin bekommen Sie wenigstens verlässlich die richtigen Manschetten.
Ich weiß ja auch nicht, was da alles sonst unter der Bezeichnung im Handel ist ...

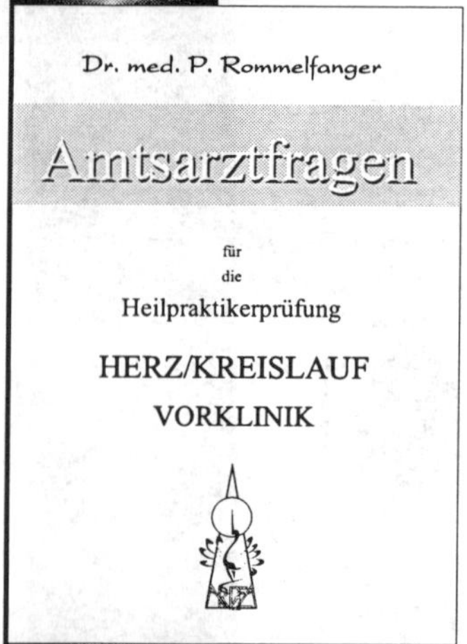

Herz/Kreislauf - Vorklinik

Das fängt ja schon mal gut an!
Herz/Kreislaufsystem - soweit müßte eigentlich alles klar sein! - oder???

Mal ganz im Ernst - wenn hier schon Probleme auftauchen, dann sollten Sie von Ihrem Prüfungszeitpunkt noch ein gutes Stück entfernt sein.

... aber **Vorklinik** - was soll das nun wieder?

Nun, ganz einfach: Wir bemühen uns doch alle um eine ernsthafte Ausbildung - nicht nur um eben mit Mühe und Not über die Prüfungsklippen zu rutschen. Deshalb haben wir uns auch bei unseren Büchern an der medizinischen Ausbildung orientiert.
Im vorklinischen Teil lernen Sie also das **Basiswissen**, das Grundgerüst, das Sie später, zum Begreifen der Erkrankungen, bitter nötig haben.
Explizit also solche Gebiete wie **Anatomie/ Physiologie**.

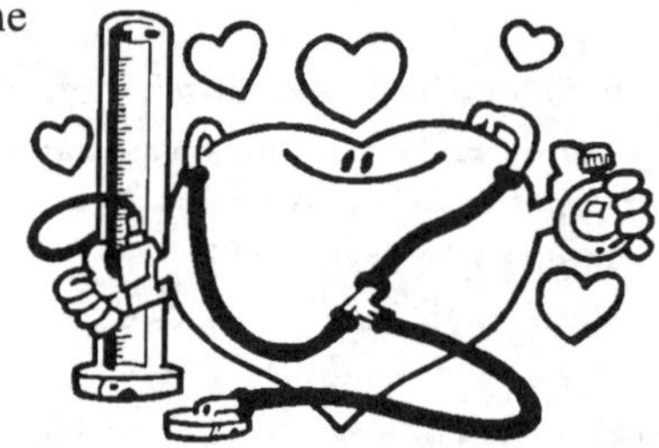

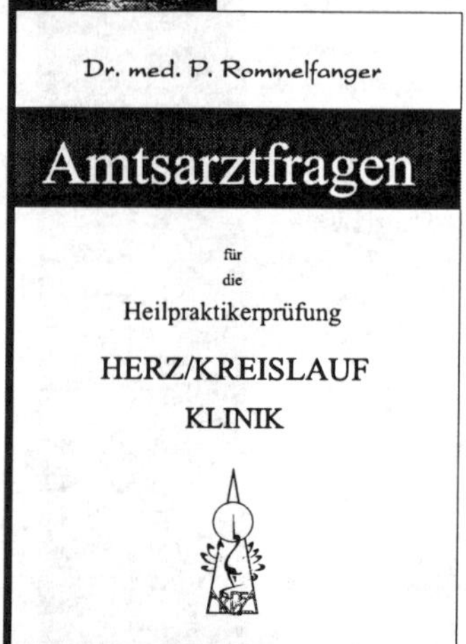

Herz/Kreislauf - Klinik

Nachdem Sie also mit dem Vorklinikband bestens gerüstet sind, werden Sie hier mit den schädlichen Auswirkungen der Ausfallserscheinungen und pathologischen Zustände konfrontiert. **Wenn Sie gut aufgepaßt haben**, dann werden Sie alle klinischen Erscheinungen **verstehen** und auch **erklären** können.
Das ist der große Vorteil, daß Sie dann begriffen haben und keine Fakten auswendig lernen müsse - *im Ernst, später in der Praxis sind Sie eh aufgeschmissen, wenn Ihnen in der vorklinischen Ausbildung Lükken geblieben sind.*

Gesetzeskunde

Damit Sie auch **in Ihrem eigenen Interesse** Ihren gesetzlichen Spielraum kennen und Ihren **Schutz**, bzw. um Ihre **Verantwortlichkeit** auch wissen, gibt es so schöne Themen wie die Gesetzeskunde.

Normalerweise ein extrem trockener Stoff, der aber trotzdem sehr interessant sein kann. Leider sind die Juristen offensichtlich alles furchtbar komplizierte Wesen mit einem sehr spärlichen Sinn für Humor. Damit Sie trotzdem am Schatz unserer Gesetzgebung teilnehmen können, ohne gleich zu verstauben, haben wir einen Band mit 100 Fragen - die Lektüre lohnt sich wirklich!

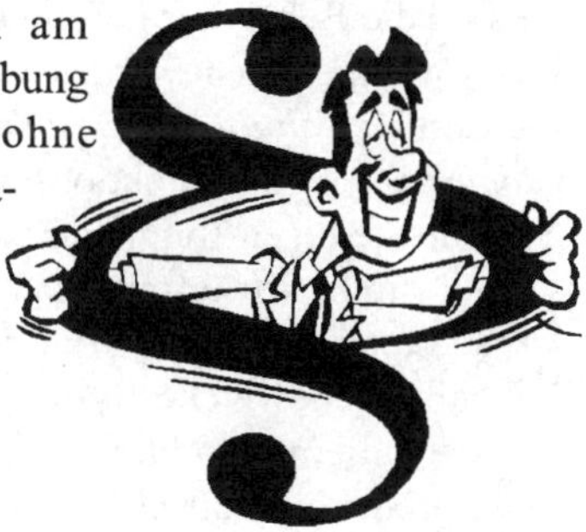

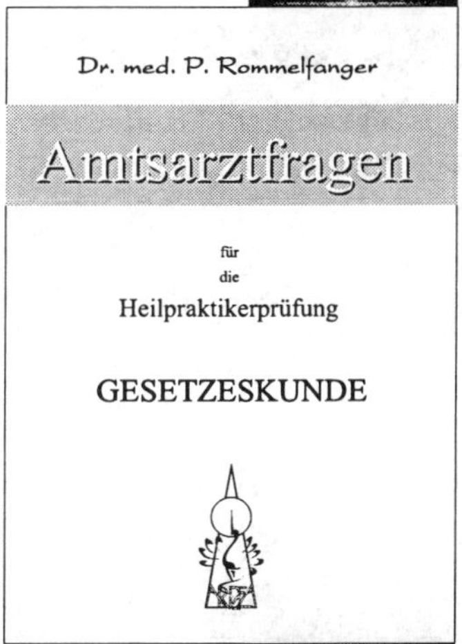

Mikrobiologie
Hygiene

Das ist ein Thema, das Ihnen später immer wieder in Ihrer eigenen Praxis begegnen wird.

Als Stichwort genügt wohl **Sterilisation, Desinfektion**. Doch damit ist das Thema natürlich noch lange nicht erschöpft - *im Gegensatz zu Ihnen, was?*

Sie werden zwar schon lange den Verdacht haben, daß wir im Auftrag der Amtsärzte arbeiten, aber wir können Sie beruhigen. Die Wichtigkeit solcher Themen ist einfach das Resultat so manchen Praxisalltags. Wenn Sie die ganze Praxis einschließlich des Therapeuten mit Desinfektionsmittel eingeweicht haben, sehen Sie die Thematik in ganz anderem Licht!

Also - es betrifft nicht nur den Schutz der Bevölkerung, sondern auch den Schutz des **Behandlers**.

In diese Rubrik fällt auch unser nächster Band ...

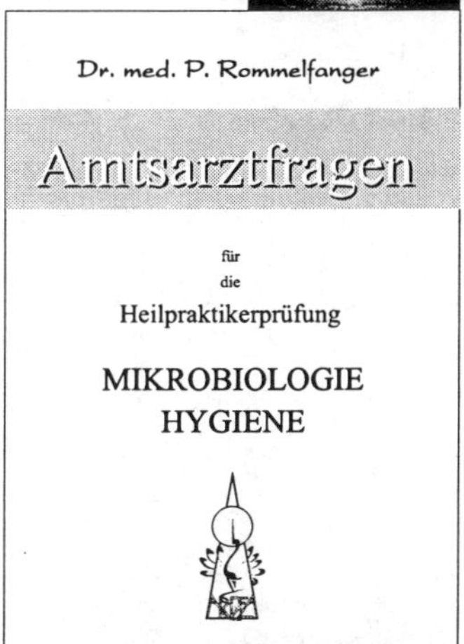

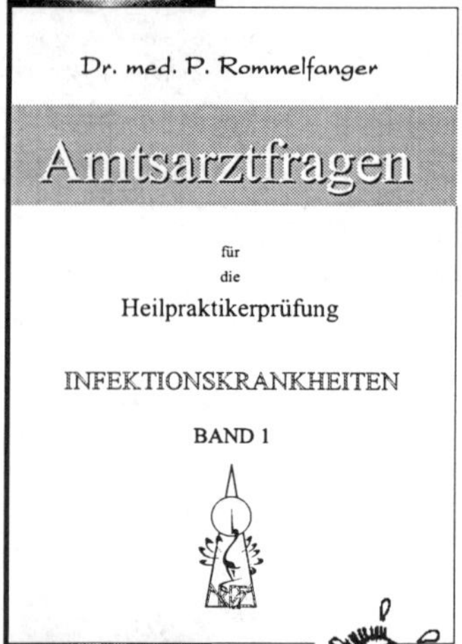

Infektionskrankheiten Band 1

Wenn Sie hierin eine Schikane sehen, um Sie bei der Prüfung zu zwiebeln, dann sollten Sie sich einmal den Film "Outbreak" ansehen. Die sonstige Rahmenhandlung einmal außer Acht lassend, macht es einem erschreckend deutlich, wie sehr wir darauf angewiesen sind, daß Infektionskrankheiten rechtzeitig genug gemeldet werden. Einer Meldung geht aber in erster Linie auch ein Erkennen der Erkrankung voraus - und da sind die Behandler gefordert!
Auch wenn es nicht immer gleich die tödlichen Formen sind (*so ähnliche Erkrankungen wie im Film gibt es übrigens*!) - die Infektionskrankheiten kommen im Zuge des heutigen Tourismus aus den entlegensten Provinzen direkt vor unsere Haustüre und es gilt heute stärker denn je - je früher der Behandler erkennt, daß irgendwelche Symptome hinweisen auf eine Infektionskrankheit, desto größer sind die Chancen zu helfen und vor allem zu schützen.

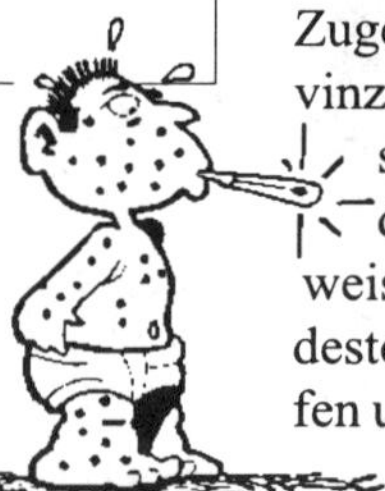

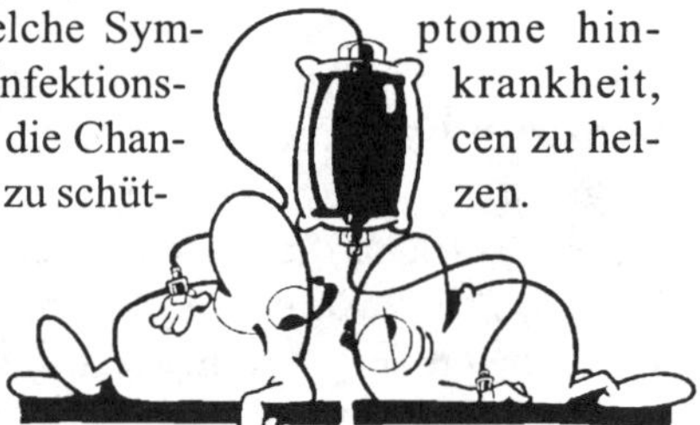

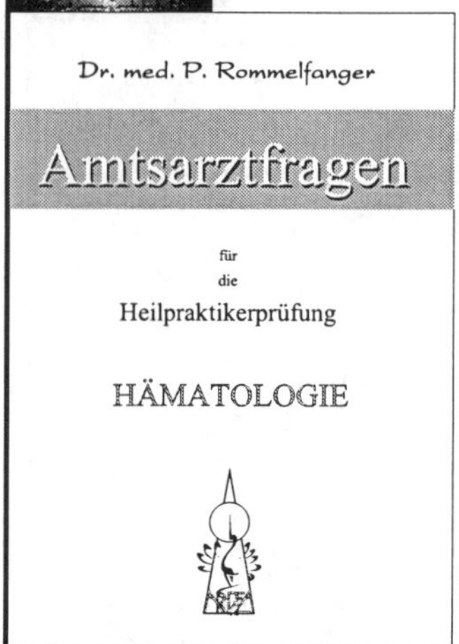

Hämatologie

Daß das Thema Blut schon immer die Gemüter bewegt hat und nicht nur literarische und filmische Beachtung findet, ist ja wohl nicht neu - Blut ist eben ein besondrer Saft.
Schon die Säftelehre unserer (*geistigen*) Altvorderen hat die Zusammenhänge zwischen körperlichen Wohlbefinden und dem Fluß unserer "Körpersäfte" entsprechend gewürdigt.
Dank des technischen Fortschritts haben wir heute Labors, in denen das Blut ein paar Eigenschaften mehr hat, als einfach nur rot zu sein.
Wissen Sie eigentlich noch ***warum*** *es rot ist?*

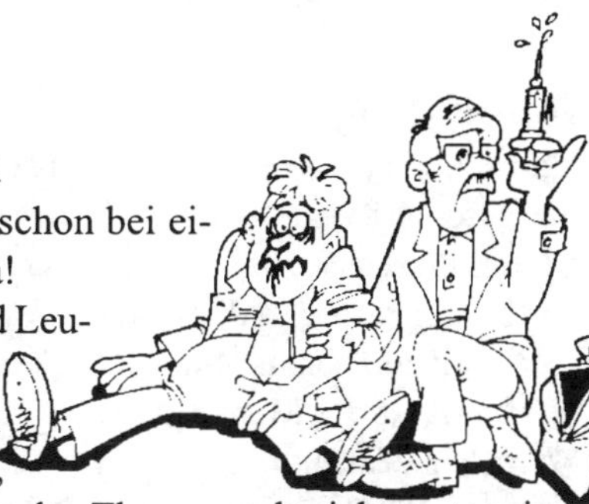

Notfallmedizin

Na, da sind wir ja schon bei einem heißen Thema!
Es gibt anscheinend Leute, die sind der Meinung, der HP sei eh kein Mediziner, folglich braucht ihn das Thema auch nicht zu tangieren - und überhaupt, wozu gibt's schließlich den Notarzt?
Also zum einen ist dies ein Thema, das jedermann intus haben sollte, zum anderen natürlich speziell jeder Behandler.
Wer jemals eine Therapieform in Erwägung zieht, für die es **Kontrainikationen** gibt, der muß sich auf jeden Fall im Klaren sein, was er zu tun hat, wenn sich der Ernstfall einstellt!
Dies ist im Gesetz als Sorgfaltspflicht aufgeführt.
Preisfrage: Welche Therapie kennt keine Kontraindikation?
Zum leidigen Thema "**Notfallmedikamente**" das im Augenblick recht Furore macht sei angemerkt, daß die Aushändigung an HP's den zuständigen Gesundheitsämtern freigestellt ist - definitive Situation!
Mehr Auskünfte und Diskussionspunkte auf unserer FAQ Seite im Internet - Sie sehen, es gibt eine ganze Reihe an Gründen ....

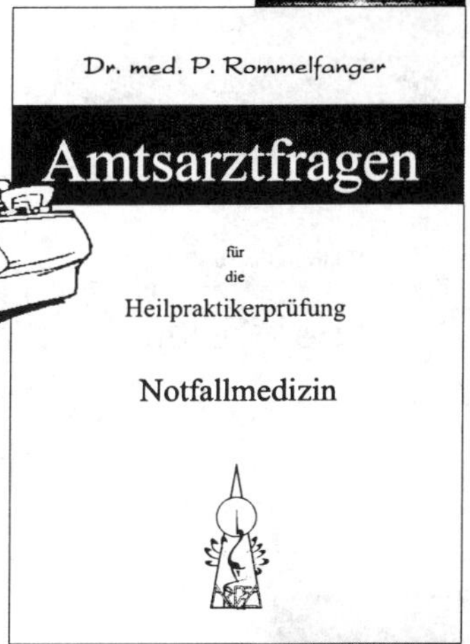

Hormonsystem

Es sind nicht nur solche Diskussionspunkte wie die Notfallmedikamente, die uns zum rotieren bringen.
An vorderster Stelle steht natürlich unser Hormonsystem. Es steuert uns ja das ganze Jahr, Tag und Nacht - nicht nur, wenn uns der Hafer sticht.
Ein essentielles Thema für die "wie geht das eigentlich ...?"-Ecke.

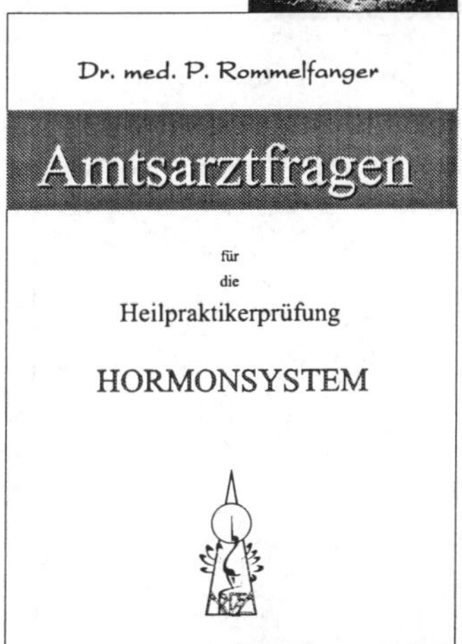

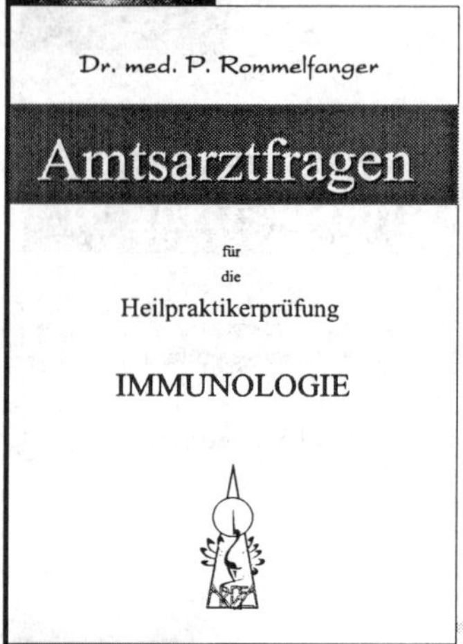

Immunologie

Und schon sind wir bei einem absoluten Pflichtthema der **Alternativmediziner**.
Stimmulieren Sie Ihr Abwehrsystem - wer kennt nicht die Schlagzeilen und Parolen? Was für den Fußballprofi Tag und Nacht seine Gültigkeit hat - gilt das auch für den Rest der Menschheit??
Wenn Sie wissen, wie unser Abwehrsystem aufgebaut ist, wann eine Stimulation sinnvoll ist - und noch wichtiger, wann sie kontraindiziert ist, sollten Sie in diesem Band besonders gut abschneiden.
***Wenn nicht**, dann sollten Sie schleunigst Ihre Nase in die Bücher stecken, damit Sie in diesem Band gut abschneiden - Ihre Patienten werden es Ihnen danken.*

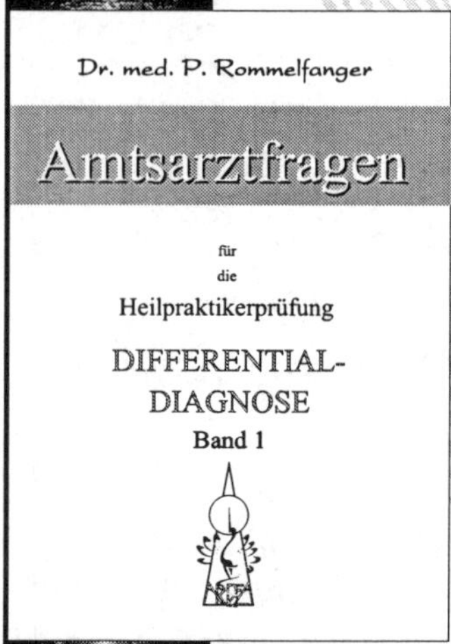

Differentialdiagnose Band 1

Gerade bei diesem Band haben wir extrem viele Nachfragen nach den Folgebänden.
Kein Wunder - schließlich ist die Differentialdiagnose erst das Salz in der Suppe des Therapeuten.
Spielen Sie doch einmal Dr. Watson - dann können Sie sich hier als Spürhund erweisen und wie weiland Sherlock Holmes den Symptomen folgen um den Übeltäter zu isolieren und dingfest zu machen. Das Beste dabei ist, es macht echt Spaß. Wer einmal unsere **Differentialdiagnosewochenenden** mitgemacht hat, der wird dies bestätigen.

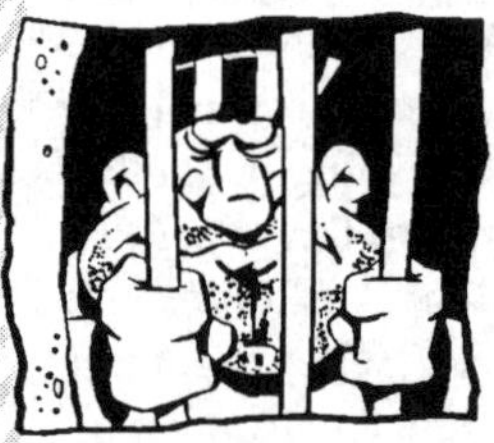

Wie - Sie wissen nicht, was es damit auf sich hat?
Kaum zu glauben, aber wenn Sie meinen - also Frau Dr. Rommelfanger bietet an zwei Tagen buchstäblich von früh bis spät Patientenfälle an, mit denen Sie Ihr differentialdiagnostisches Geschick schulen können - wichtig vor allem für die "mündliche" und natürlich die Praxis. Schauen Sie die Termine am besten auf unserer Internetseite nach ➡ HP's ➡ Paukkurse

Vademecum für die Heilpraktikerprüfung

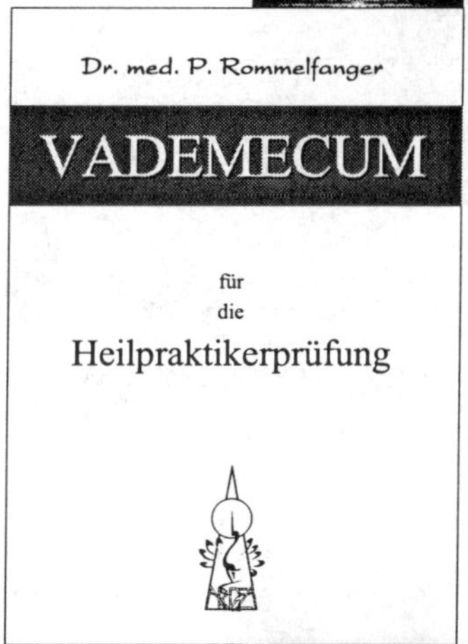

Unser Klassiker an sich.
Wohl kein Band unserer Reihe hat so viele Liebhaber gefunden, wie unser Vademecum. Es ist jedesmal eine Freude zu sehen, mit wieviel Hingabe und Begeisterung die Schüler Ihr eigenes Vademecum schaffen.
Die Bücher werden offensichtlich wirklich bei jeder Gelegenheit mitgenommen - sei's zum Baden an den Strand, sei's beim Essen, in der Straßenbahn oder zum Abenteuerurlaub in die Regenwälder Indiens.
Weil wir uns natürlich freuen, daß unsere Idee so gut angekommen ist, hier ein kleines "Dankeschön" an unsere hartgesottenen Fans:
Wie Sie vielleicht schon gehört haben (Internet???) haben wir 1998 unser "Erstes alternativmedizinisches Symposium" in Fürth. Das Symposium dauert zwei Tage und bietet Vorträge und die Gelegenheit Workshops mitzumachen. Die zwei Tage Vorträge sollen ca. 80 .-DM kosten. Für unsere Fans gilt: wenn Sie Ihr Vademecum mitbringen, zahlen Sie 20.- DM weniger!
Das Angebot gilt für HP's und Psychotherapeuten (und natürlich für die Anwärter).
Für alle Newcomer, die unser Vademecum noch nicht kennen:
Es ist unser ultimatives Paukkompendium, in dem der prüfungsrelevante Stoff stichpunktartig zusammengefaßt ist - in genau den Formulierungen, die der Amtsarzt von Ihnen hören will.

Verdauungssystem Vorklinik

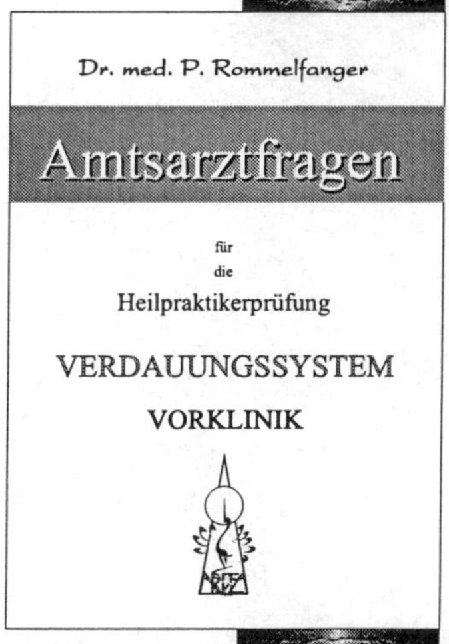

Was es mit dem "Vorklinik" auf sich hat, sollte Ihnen ja noch vom Herz/Kreislaufsystem her geläufig sein - *wenn nicht, gehen Sie zurück zum Start, gehen Sie nicht über "LOS" und kassieren Sie keine 100.-MM (Monopoly-Mark natürlich).*
Falls Sie sich die Mühe sparen wollen - es geht hier um unser Verdauungssystem und die Frage(n):
"Wie funktioniert das eigentlich ... "

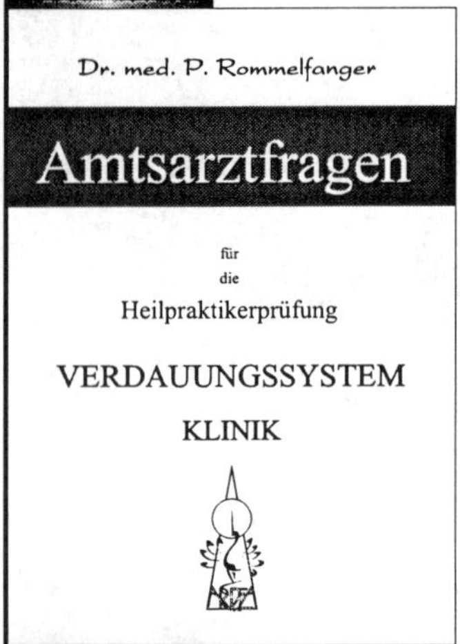

Verdauungssystem Klinik

... während hier wohl die Frage angebracht ist:"Was hat hier **nicht** funktioniert?"
Im Extremfall stellt die Frage der Pathologe, doch damit es nicht soweit kommt, haben Sie ja schließlich bei der Vorklinik besonders gut aufgepaßt.

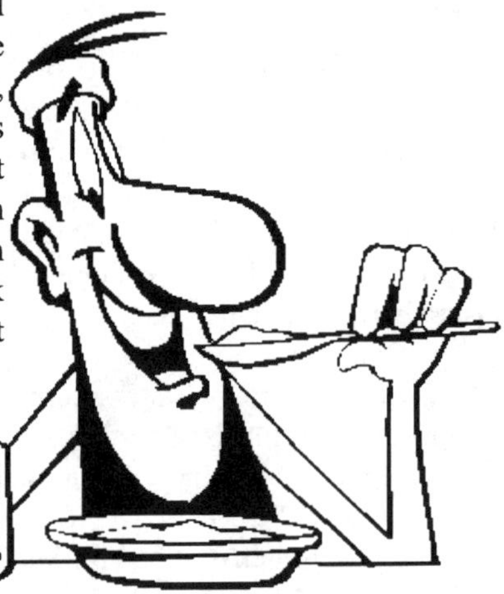

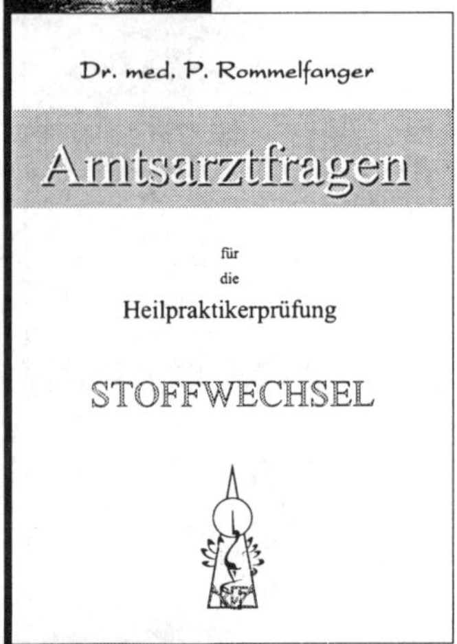

Stoffwechsel

... und weil wir schon so schön beim Thema sind, gibt's den Stoffwechsel gleich hinterher.
Was wäre denn auch die beste Verdauung ohne den Stoffwechsel? Wir betreten mit dem Band den Bereich jenseits der Futterluke. Alles, was also zwischen dem appetitlichen Steak, Vollkornbrot, oder Sahnestückchen (ich hoffe, ich habe niemanden vergessen) und seiner recycling-fähigen Bio-endstufe liegt, fällt wohl in diesen Bereich - nur, daß es hier noch mehr ins Detail geht.
Damit also Ihre Lücken geschlossen werden, was die Maschine Mensch am Laufen hält ...

Niere

Ja, ja, das Thema kann einen auch ganz schön zum Laufen bringen. Besonders denkwürdig sind dann die Momente, in denen man nicht so kann, wie man möchte - oder schlimmer noch - müßte.
Andere dagegen wären froh, wenn Sie noch so könnten - *Sie sehen, man kann's nicht jedem recht machen.*
Mit diesem Band sind wir den vielen Anfragen nachgekommen, die sich bei uns gehäuft haben. Überraschenderweise für uns - schließlich, wenn Sie das einmal gut und verständlich von Ihren Dozenten gehört haben, sollte zumindestens das Stoffgebiet erschöpft sein.
Weil das Thema aber offensichtlich recht weitverbreitet ist (und auch recht gern gefragt wird), war es uns einen dicken Band mit 100 Fragen wert. Jetzt sollten Ihnen also auch 100 richtige Antworten einfallen

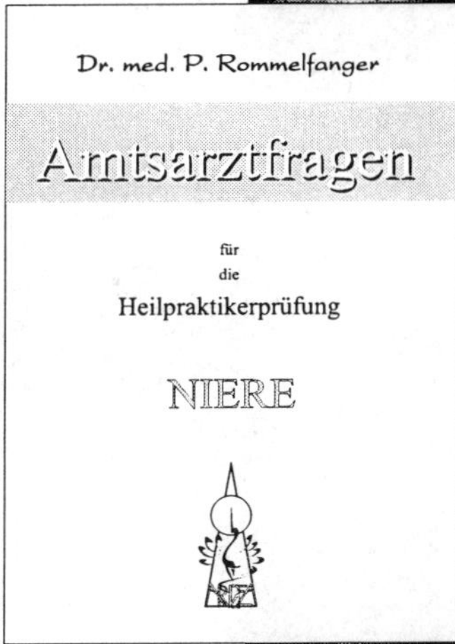

Nervensystem Klinik

Im Gegensatz zu einer Pralinenschachtel, bei der man bekanntlich nicht weiß, was sie enthält, ist wohl klar, was der "Klinikband" unseres Nervensystems enthält. 100 ausgesuchte Fragen zu Ihrem persönlichen und intelektuellen Vergnügen aufbereitet und kommentiert von Frau Dr. Rommelfanger, die hier endlich einmal Gelegenheit hatte Ihrem Steckenpferd gehörig die Sporen zu geben.
Sie werden wohl selten Gelegenheit haben gerade zu diesem Thema soviel geistvollen und kompetenten Kommentar zu lesen.
Vielleicht sind Sie nach der Lektüre ebenfalls vom "infektiösen Nervenfieber" befallen - ob Sie dann aber auch meldepflichtig sind sollten Sie selbst am Besten wissen - *wenn nicht, gehen Sie zurück zu den Infektionskrankheiten, ziehen Sie eine rote Karte und warten im Ereignisfach unter "verschiedenes"!*

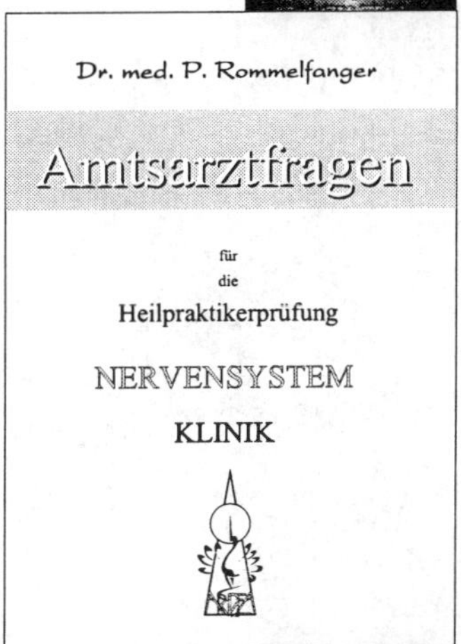

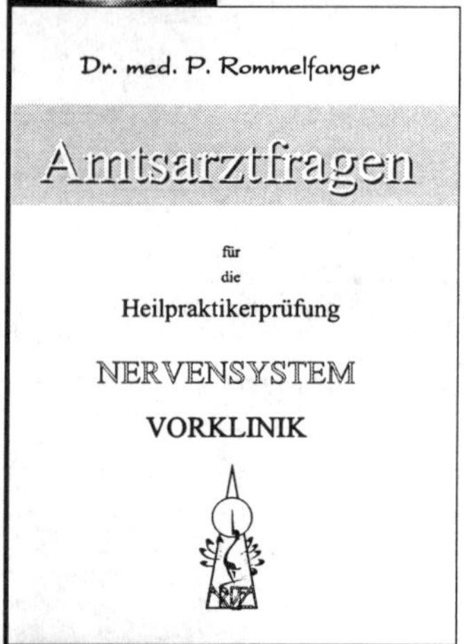

Nervensystem Vorklinik

Mmmmh ... des Lebens Würze für den einen und das Salz in der Prüfungssuppe überhaupt.
Wer erst mal auf den Geschmack gekommen ist, der weiß wovon wir sprechen.
Bei der Fülle des Stoffes und der Besonderheit der Materie, stellen wir hier erst mal einen Band mit 80 "nervigen" Fragen vor, es wird auf jeden Fall einen Folgeband geben. Sie sehen ja selbst, wenn Sie den Band haben, daß er fast noch dicker geworden ist, als unsere 100er Fragenbände. Das hat nicht alleine damit zu tun, daß sich hier unsere Autorin in Ihrem Elment fühlt, vielmehr herrschen hier zum Teil die größten Defizite. Bleibt also nur anzumerken, wann wir Sie das nächste mal "nerven"?

Wer weiß ...?

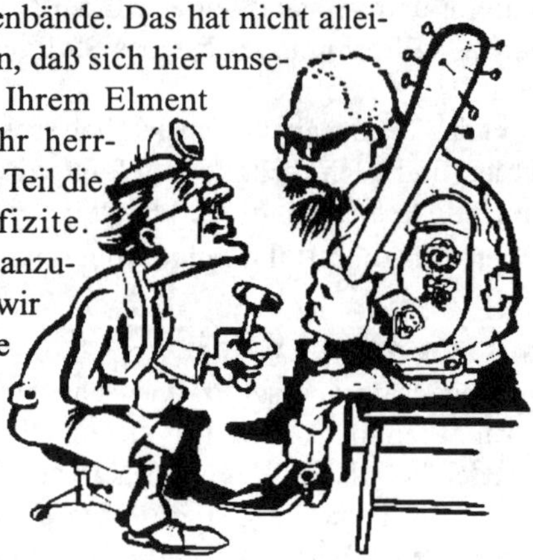

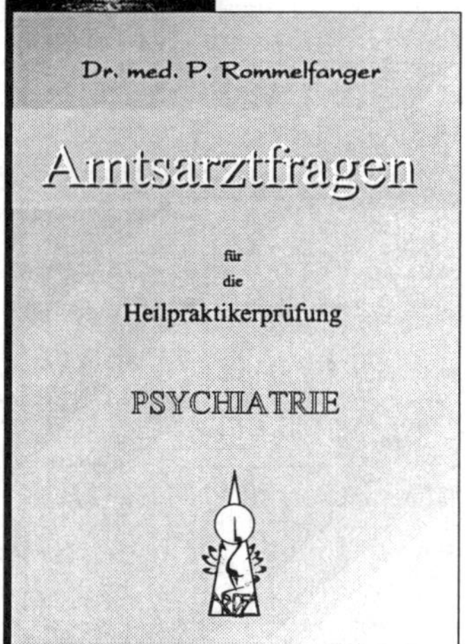

Psychiatrie

... und weil wir schon dabei waren, haben wir die Überschneidung beider Fakultäten (*der Heilpraktiker und der Psychotherapeuten*) benutzt und einen Band herausgebracht, der **in beiden** Fachrichtungen geprüft wird.
Zum einen hat es schon genügend Prüfungen gegeben, in denen hier ein echter Schwerpunkt war, zum anderen, ahnt man ja gar nicht, was so alles im ganz normalen Praxisalltag auf einen zukommt.
Damit also aus der subjektiven Meise eine objektive und kompetente Diagnose wird ..

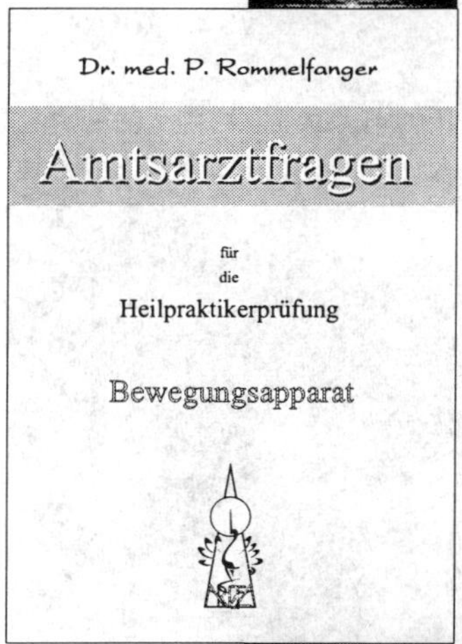

Bewegungsapparat

... schon wieder so ein "na endlich..." - Band.
Dieses Fachgebiet hat auch uns ganz schön in Bewegung gehalten. Damit wir das Thema überhaupt schnell genug zur Prüfungsvorbereitung behandeln konnten und damit Sie sich auf dieses Fach überhaupt vorbereiten können, haben wir hier einen Band mit 50 Fragen herausgebracht.

....

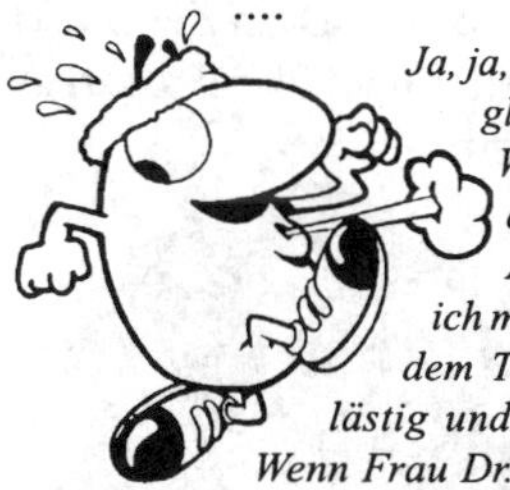

Ja, ja, ich sehe Sie schon vor mir mit diesem glitzernden Fragezeichen in den Augen. Warum nicht 100 Fragen, warum heißt das nicht Band 1 etc.
Also, wenn ich jetzt Band 1 sage, habe ich morgen die Bestellungen für Band 2 auf dem Tisch liegen. Das ist für beide Seiten lästig und schafft einfach zuviel Verwirrung. Wenn Frau Dr. Rommelfanger mal wieder ruhige 5 Minuten hat, wird es eben "ganz überraschend" einen 2. Band geben - Material haben wir auf jeden Fall genug.
Die andere Alternative mit den 100 Fragen ist leider etwas unrealistisch. Wir legen uns dann, von der Produktionsseite auf einen Zeitraum fest, der halt auch von anderen Fachrichtungen benötigt wird. Deshalb lieber hier eine Lösung, die Ihnen bei dem Gebiet auf jeden Fall durch die Prüfung hilft. Unser Produktionspensum lag bei monatlich einem Buch und jetzt ...?
Das sind eben die Kompromisse an den Alltag.

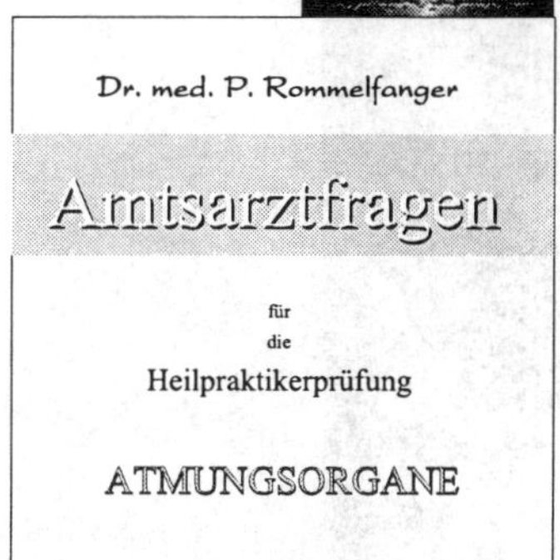

Atmungsorgane

Wenn Sie wissen wollen, ob es nur daran liegt, daß sich Ihre Praxis im 5. Stock befindet, oder ob es doch vielleicht noch eine andere Erklärung gibt, warum Ihre Patienten immer so kurzatmig sind, dann können Sie hier Ihr Prüfungswissen auf Vordermann bringen.
50 Fragen, sozusagen "aus der Luft gegriffen", damit Ihnen in der Prüfung nicht die Puste ausgeht.

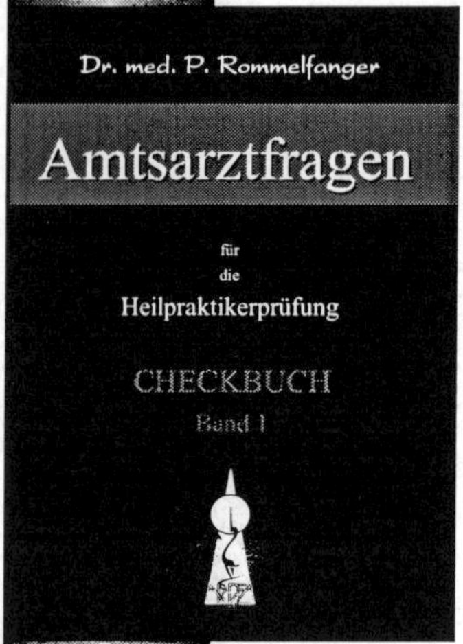

Checkbuch Band 1

Der einzige Nachteil unserer Bücher ist, daß Sie beim durcharbeiten die Antwort auf **ein Stoffgebiet** einschränken können. Einen echten Stand, wie weit Sie fit sind für die Prüfung, konnten Sie so nicht feststellen.

Das hat jetzt ein Ende!

Hier ist also ein Band mit 4 simulierten Prüfungen, gesammelt aus allen Bänden, die zu diesem Zeitpunkt auf dem Markt waren, aufbereitet gemäß der **zentralisierten Prüfungsordnung** mit ...

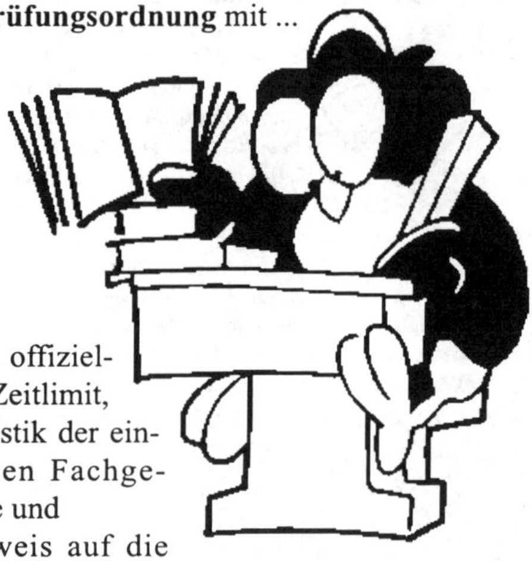

- dem offiziellen Zeitlimit,
- Statistik der einzelnen Fachgebiete und
- Verweis auf die ausführlichen Kommentare in unseren Büchern.

Anhand des **Auswertungsteils** können Sie Ihre eigene Statistik aufstellen und Wissenslücken gezielt angehen.
Weitere Bände sind in Vorbereitung ...

Vademecumfür die Psychotherapeutenprüfung

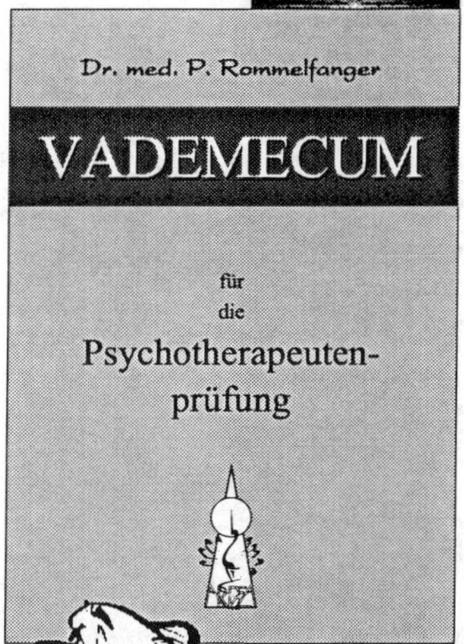

Damit es nicht heißt, wir lassen die "**naturheilkundlichen Psychotherapeuten im Sinne des Heilpraktikergesetzes**" zu kurz kommen, haben wir uns an die Arbeit gemacht den Stoff auch für die Psychotherapeuten zusammenzustellen, den Sie für Ihre Prüfung brauchen.

Ist schon bei den HP's die allgemeine und besondere Handhabung der Bestimmungen oft die reinste Nebel(grau)zone, so ist es hier noch schlimmer, weshalb wir auch glauben, daß hier ein Vademecum noch dringlicher war. Nachdem hier auch viel ausgebildet wird ohne fachlichen Hintergrund, gibt Ihnen der Band wenigstens einen (blau-)roten Faden als Orientierung in die Hand.

Dieser Band stellt also das abolute Basic dar - der Inhalt sollte demgemäß auch im bewußtseinsgetrübten Zustand sitzen.

Unbedingt auswendig lernen!!

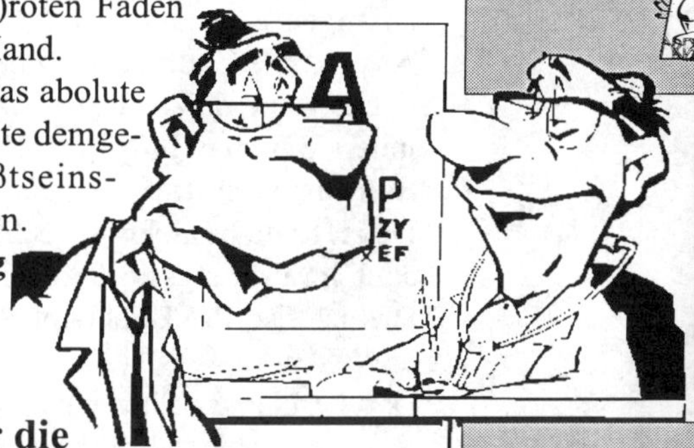

Amtsarztfragen für die Psychotherapeutenprüfung Band 1

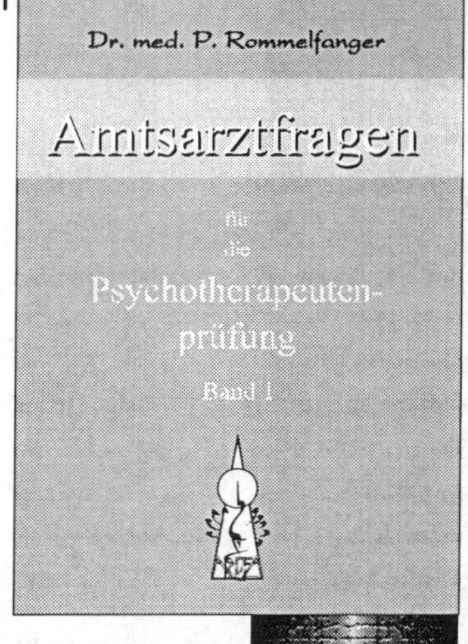

Na, endlich!!! So leid es uns tut, dieser Band hat gedauert. Einmal waren bisher einfach zu wenig Prüfungen durchgeführt worden, um hier schon von prüfungsrelevanten Fragen zu sprechen.

Zum Zweiten hatten wir natürlich, dadurch bedingt; auch einfach bisher sehr wenig Material.

Der dritte Punkt ist, daß hier natürlich die Interpretationsmöglichkeiten bei der Beantwortung entsprechend groß sind. *Wenn ich alleine daran denke, durch welche Wälzer sich unsere arme Frau Dr. durchgebissen hat, um speziell für den zweiten Band, der im Augenblick in Arbeit ist, gesetzlich relevante Antworten zum Unterbringungsgesetz zu finden ...*

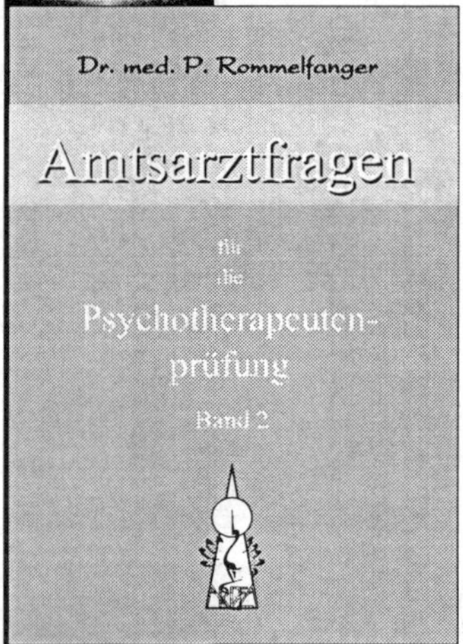

Amtsarztfragen für die Psychotherapeutenprüfung Band 2

Dafür haben wir hier gute Nachrichten.
Es wird als nächstes einen 2. Band der Prüfungsfragen für die Psychotherpeuten geben.
"Na, das wäre jetzt aber nicht nötig gewesen" oder "warum gibt's nicht statt dessen ...?", so höre ich vereinzelte Stimmen hauptsächlich aus dem Lager der Heilpraktiker. Für uns wäre es auch einfacher gewesen, Ihnen weitere Bände aus Ihrer Fachrichtung aufzulegen - denken Sie alleine an die Folgebände zu den Themen, die schon so vielversprechend mit Band X .. anfangen.
Aber ... die letzte Prüfung bei den HP's hat uns deutlich gezeigt, daß man sich an oberster Stelle daran erinnert, **daß der Heilpraktiker berechtigt ist, psychotherapeutisch tätig zu sein**.
Da ist es nicht mehr als recht und billig, daß sich das auch im Prüfungsstoff niederschlägt.
Das ist also der Blickwinkel aus der Sicht der Heilpraktiker.
Darüberhinaus sollten wir uns, aus einer gewissen Kollegenschaft heraus, verbunden und solidarisch fühlen. Die Prüfungen sind, besonders in Hinblick auf die Ausbildung, ...schwer und es gibt einfach keine vernünftige Schützenhilfe. Deshalb ...

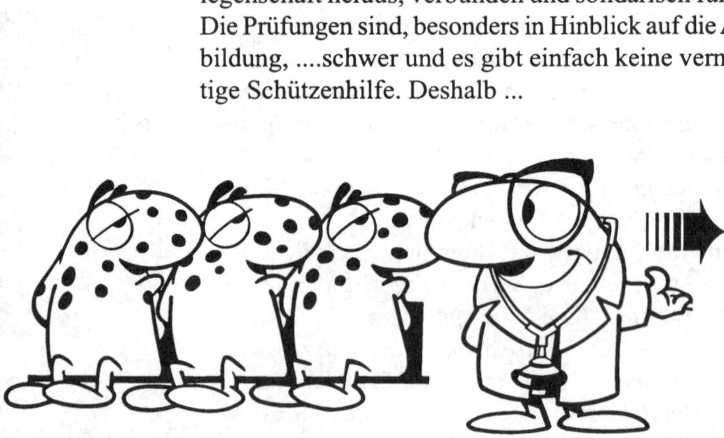

Laborwerte

Die Liste wäre nicht komplett ohne unsere Laborwertkarten.
Leider ebenfalls ohne Abbildung - aber trösten Sie sich - es gibt hier nichts, was man Ihnen nicht auch beschreiben kann.
Wir, das heißt Frau Dr. Rommelfanger, haben Ihnen die wichtigsten Laborwerte auf eine Karte gedruckt. So weit - so gut. Damit Sie die Karte aber auch im Praxiseinsatz verwenden können, haben wir die Karten (in Handarbeit) **eingeschweißt**.
Das war aufwendig, aber dafür können Sie jetzt lokker Ihren Kaffee damit umrühren.

Poster der Infektionskrankheiten

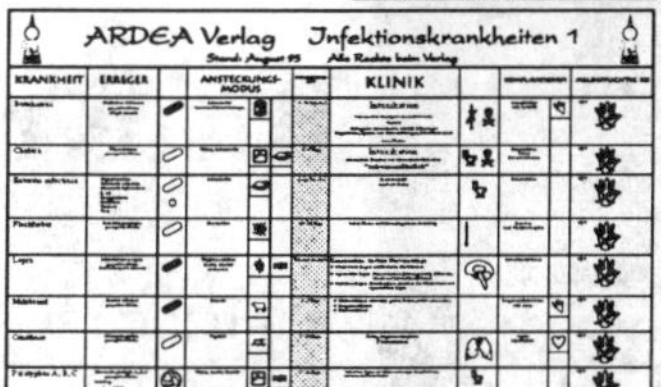

Viel hilft Sie Ihnen nicht, die Abbildung der Poster, resp. eines Posters, aber Sie kennen uns ja - was wir machen ist einfach gut.
Damit Sie trotzdem nicht ohne vorherige Information die Poster bestellen müssen, hier eine Kurzfassung:
Wir haben die ganzen Prüfungsrelevanten Infektionskrankheiten aufgeteilt nach der Meldepflicht:

- Verdacht, Erkrankung und Tod,
- Erkrankung und Tod
- Tod, § 45 Geschlechtskrankheiten

Sie sehen, wir bringen System in die Lernerei. Damit Sie sich auch optisch eine Leitlinie aufbauen, haben wir die Postern mit kleinen, oft auch lustigen Ikonen (Icons - Bildelementen) gespickt. Sie finden auf den Postern alle Prüfungsrelevanten Angaben wie Überträger, Inkubationszeit etc.
Hier **müssen wir** als einzige Ausnahme das Porto mit 6,10 DM berechnen - in eine Verpackung gehen aber bis zu 6 Poster!

Wer uns schon ein wenig länger kennt, bzw. wer sich ernsthaft mit dem Gedanken trägt die Prüfung zu machen, der wartet wohl schon sehnlichst auf die nächsten Seiten. Wir haben soeben die Termine unserer Paukkurse für 1998 festgelegt.

Neu ist in diesem Jahr **Hannover** - dafür ist **Wuppertal** leider rausgefallen. Dafür werden sich jetzt die Hannoveraner freuen können, weil jetzt Ihre Anfahrt etwas kürzer wurde.

Neu ist ebenfalls **Frankfurt**. Wir haben eben heuer wieder versucht unsere Gunst möglichst gerecht und gleichmäßig zu verteilen.
Die Region mit den meisten Anfragen erhält eben den Zuschlag.

Damit sind wir schon bei Thema Nummer 1 :

Bitte rechtzeitig anmelden!!

Wir haben schon wieder feste Buchungen gehabt, bevor überhaupt Termine oder Örtlichkeiten feststanden. Noch etwas - **1998 wird es keinen Sonntagspaukkurs für die HP's geben!!**

Also, wer sich auf den Kurs verlassen hat, nix wie ran an den Terminkalender und versuchen Sie sich den großen Trichterkurs freizunehmen.
Tut uns wirklich leid, aber wir schaffen's heuer echt nicht mehr - dafür haben wir ja auch noch unser Schmerzsymposium (*und noch einige Dinge mehr*) aber davon später mehr (*via Internet*).

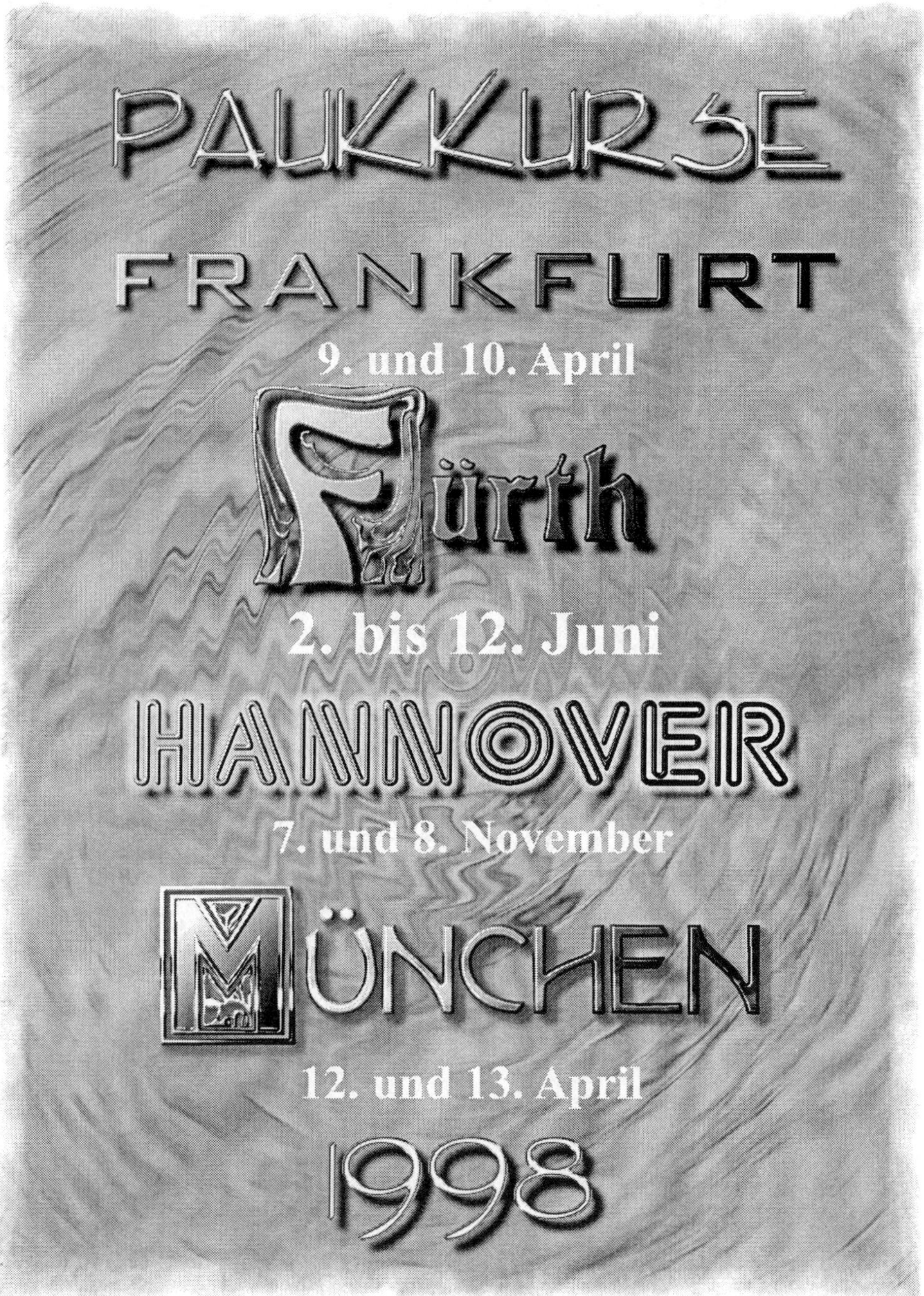
PAUKKURSE
FRANKFURT
9. und 10. April
Fürth
2. bis 12. Juni
HANNOVER
7. und 8. November
MÜNCHEN
12. und 13. April
1998

Natürlich versuchen wir Ihnen auch überregional bei der Prüfung behilflich zu sein. Deshalb hier das Angebot unserer Schule für die ...

HEILPRAKTIKER

Wir haben:

1. ... den großen Pfingstpaukkurs (*14 Tage in Ketten*) - unseren ... **Nürnberger Trichter**

2. ... die **Differentialdiagnosekurse** (*ein Wochenende lang nur Patientenfälle*), unsere ... **Blitz Trichter**

3. ... den **Sonntagspaukkurs** (*zum regelmäßigen Mitlernen*) - jeweils zur März- und zur Oktoberprüfung ... **SONNTAGS-PAUKKURSE**

ALLGEMEINE KÖRPERLICHE UNTERSUCHUNG

4

... die **Untersuchungskurse** zur allgemeinen körperlichen Untersuchung: sie finden

2 x jährlich

Samstagsvon **10.^{00} h bis 14.^{00} h** statt ...

INJEKTIONS- UND INFUSIONSKURS

5

... die Kurse zur allgemeinen Injektions- und Infusionstechnik finden
ebenfalls 2 x jährlich statt ...

Samstagsvon **10.^{00} h bis 14.^{00} h** statt ...

Notfallmedizin

6

... die Kurse zur Notfallmedizin finden
ebenfalls 2 x jährlich statt ...

Samstagsvon **10.^{00} h bis 14.^{00} h** statt ...

Motivations Sonntag

7

jeweils ein Sonntag **vor der März- und vor der Oktoberprüfung** findet ein

psychologisches Prüfungsvorbereitungsseminar statt.

Tja, das war's dann auch schon wieder für diesmal. Wenn Sie noch Fragen haben, schauen Sie am Besten auf unserer Internet-Seite vorbei - und hinterlassen Sie uns ruhig eine Nachricht. Wir freuen uns schon drauf